「なんとなく不調」が消える

からだにいいこと大百科

監修 小林弘幸

コミック・イラスト
ねこまき
（にゃんとまた旅）

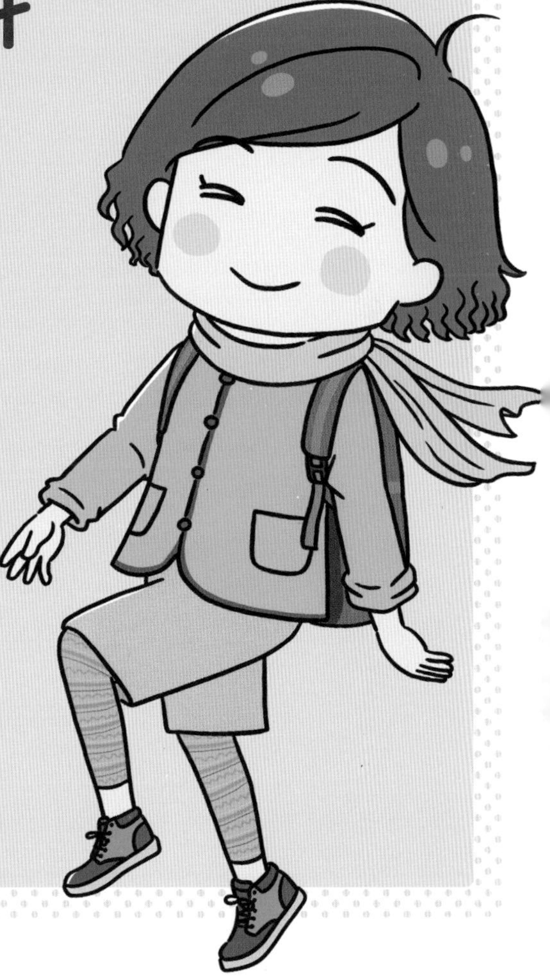

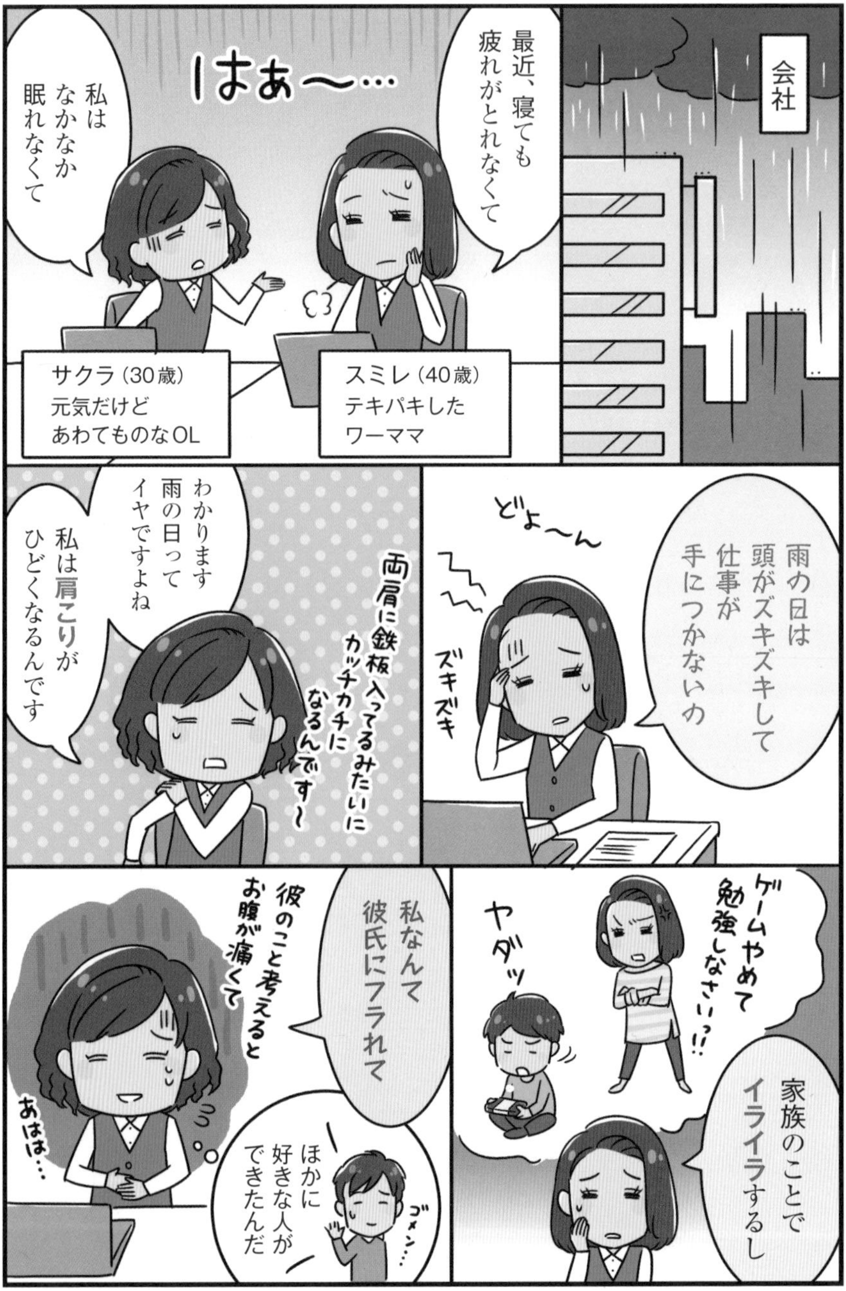
会社
最近、寝ても疲れがとれなくて
はぁ〜…
私はなかなか眠れなくて
スミレ（40歳）テキパキしたワーママ
サクラ（30歳）元気だけどあわてものなOL
どよ〜ん
雨の日は頭がズキズキして仕事が手につかないわ
ズキズキ
わかります雨の日ってイヤですよね
私は肩こりがひどくなるんです
両肩に鉄板入ってるみたいにカッチカチになるんです〜
ゲームやめて勉強しなさいっ!!
ヤダッ
家族のことでイライラするし
私なんて彼氏にフラれて
彼のこと考えるとお腹が痛くて
ほかに好きな人ができたんだ
ゴメン…
あはは…

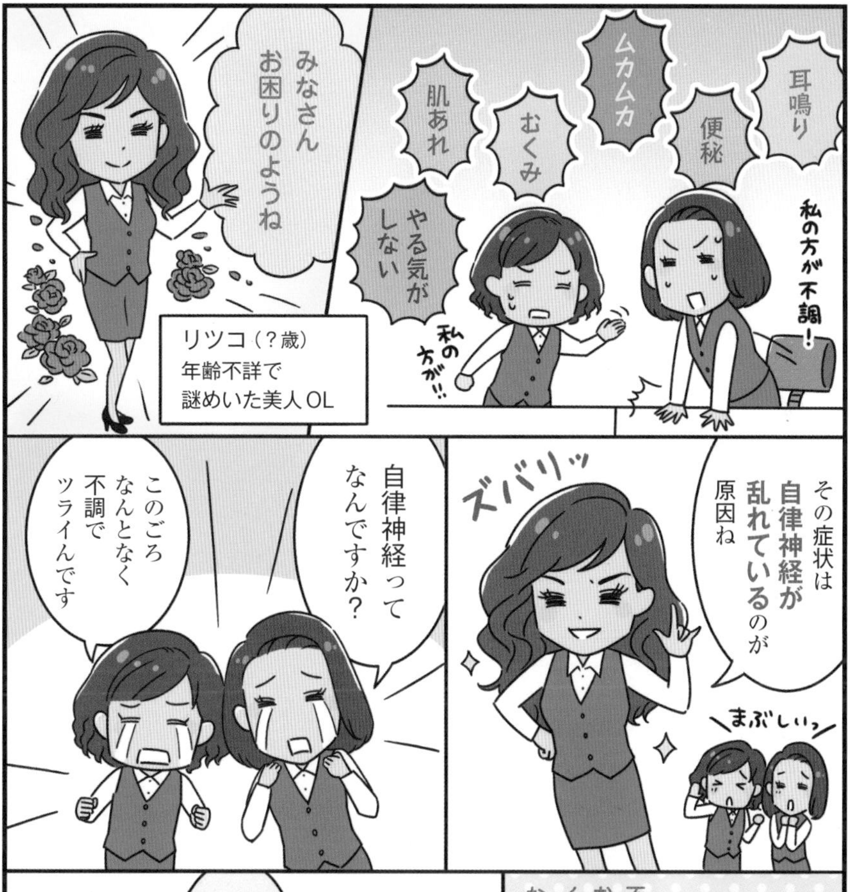
耳鳴り
便秘
ムカムカ
むくみ
肌あれ
やる気がしない
私の方が不調！
私の方が!!
みなさんお困りのようね
リツコ（？歳）
年齢不詳で
謎めいた美人OL
ズバリッ
その症状は自律神経が乱れているのが原因ね
まぶしいっ
自律神経ってなんですか？
このごろなんとなく不調でツライんです
自律神経が整えば
不調が改善してお肌ツヤツヤのイキイキ美人になれるわよ
いい先生がいるの
紹介しようか？
ぜーひっ!!

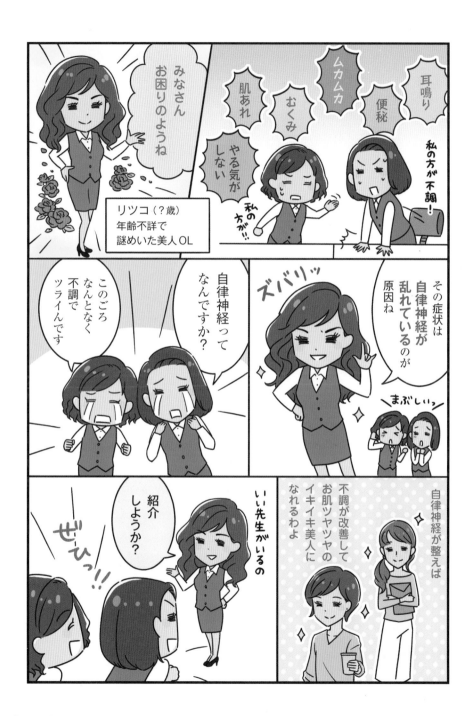

もくじ

1章 この不調は自律神経のせい？

2章　自律神経を整える生活習慣

3章 自律神経を整える食事

4章 自律神経を整えるマインド

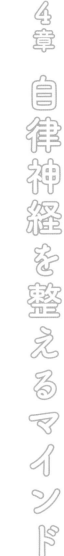

５章 自律神経を整える運動

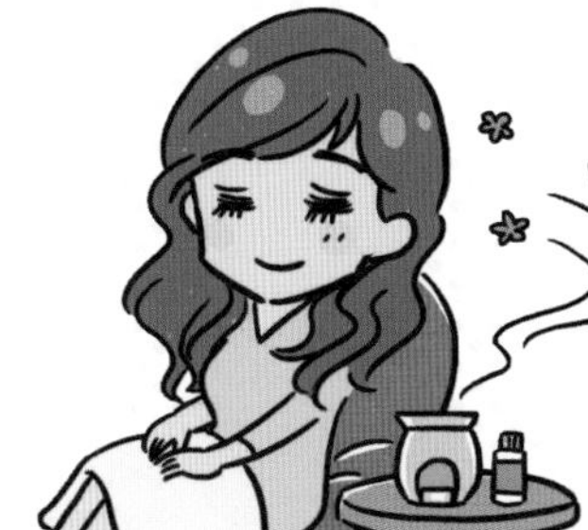

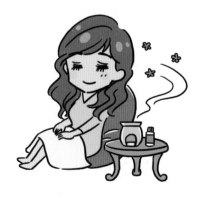

登場人物紹介

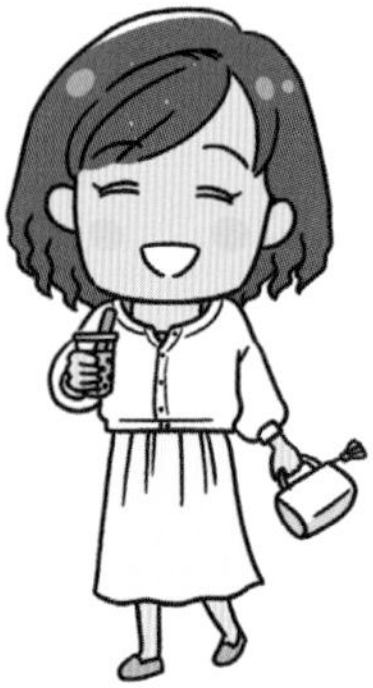

サクラ（30）

パワフルだけど感情の起伏の激しい30代のOL。あわてもので、予定外のことが起きるとパニックになりやすい。

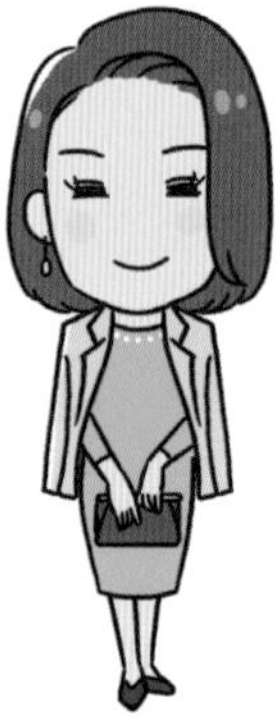

スミレ（40）

仕事ができて頼りになる先輩。家庭と仕事の両立が思うようにできずイライラしてしまうことも。

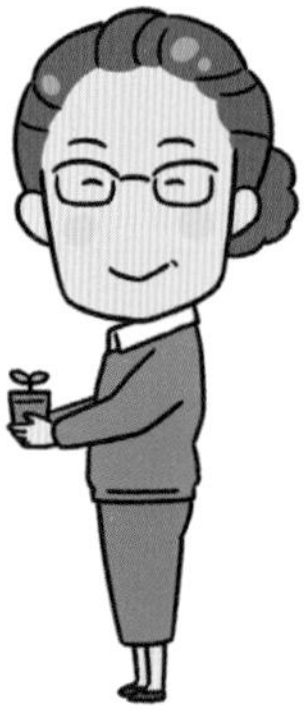

ツバキ（55）

どこか悟ったような大先輩で部長にも一目置かれている。高校生ミュージシャンの推しがいる。

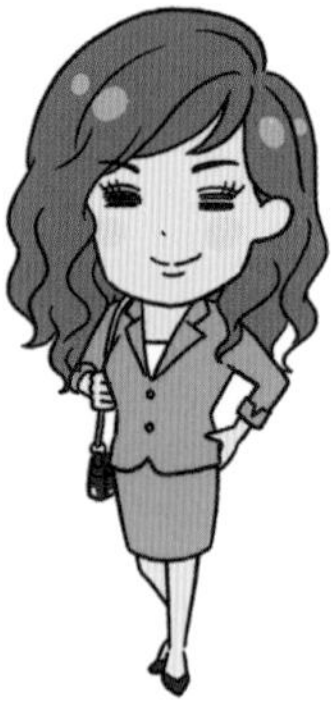

リツコ（?）

ゴージャスな雰囲気が全身からにじみ出る年齢不詳の先輩。名前は、自律神経の「律」から名付けられたとか…。

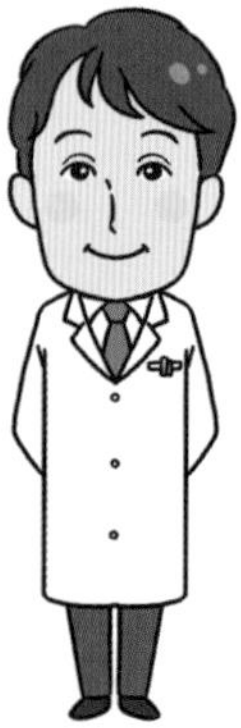

小林弘幸先生

ダンディな自律神経の名医。症状に合わせて的確な指導をしてくれる。

1章

この不調は自律神経のせい？

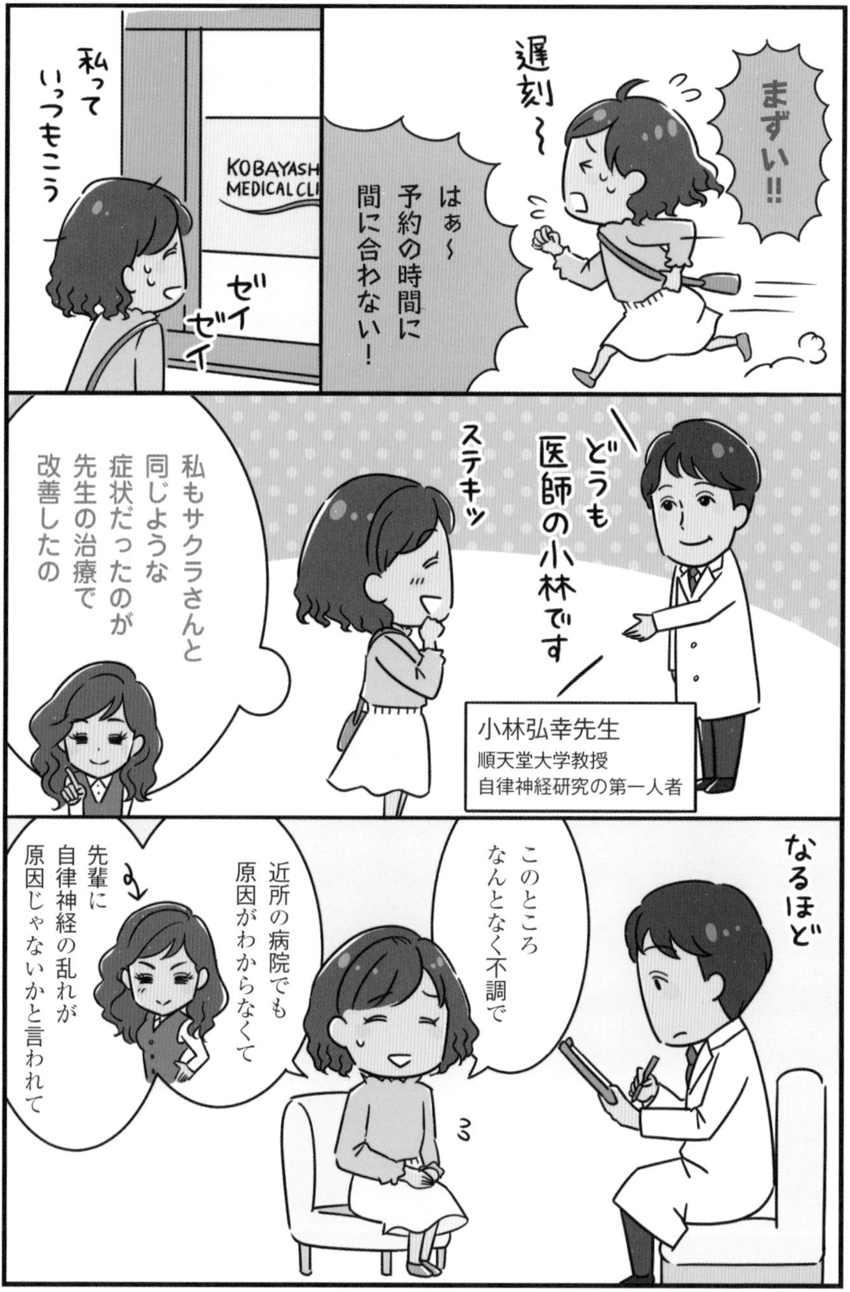
まずい!!
遅刻〜
はぁ〜
予約の時間に間に合わない！
ゼイゼイ
私っていっつもこう
KOBAYASH
MEDICAL CLI
どうも医師の小林です
ステキッ
小林弘幸先生
順天堂大学教授
自律神経研究の第一人者
私もサクラさんと同じような症状だったのが先生の治療で改善したの
なるほど
このところなんとなく不調で
近所の病院でも原因がわからなくて
先輩に自律神経の乱れが原因じゃないかと言われて

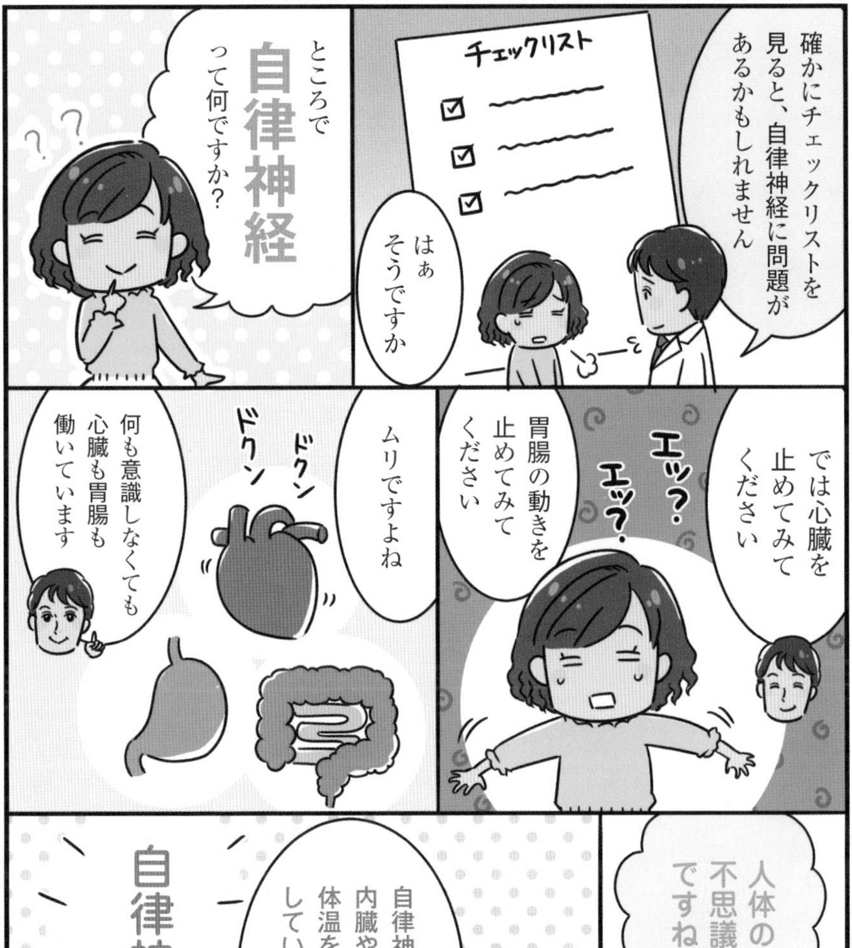
確かにチェックリストを見ると、自律神経に問題があるかもしれません
チェックリスト
はぁ そうですか
ところで自律神経って何ですか?
では心臓を止めてみてください
エッ? エッ?
胃腸の動きを止めてみてください
ムリですよね
ドクン ドクン
何も意識しなくても心臓も胃腸も働いています
人体の不思議ですね
たしかに〜!!
自律神経は24時間内臓や血液、呼吸や体温をコントロールしているんです
自律神経
スゴイ!!

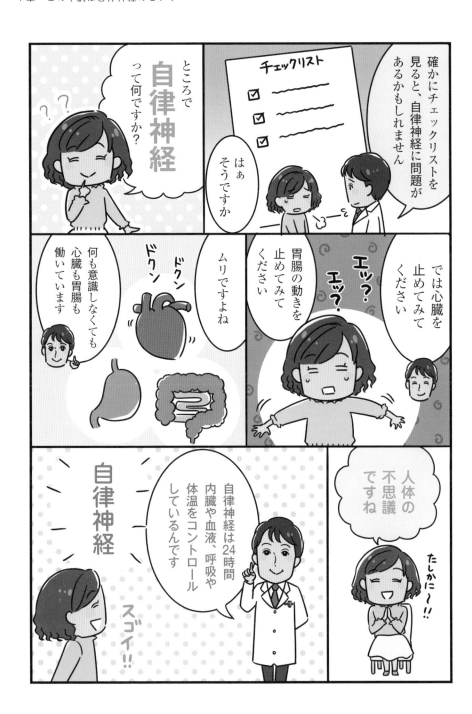

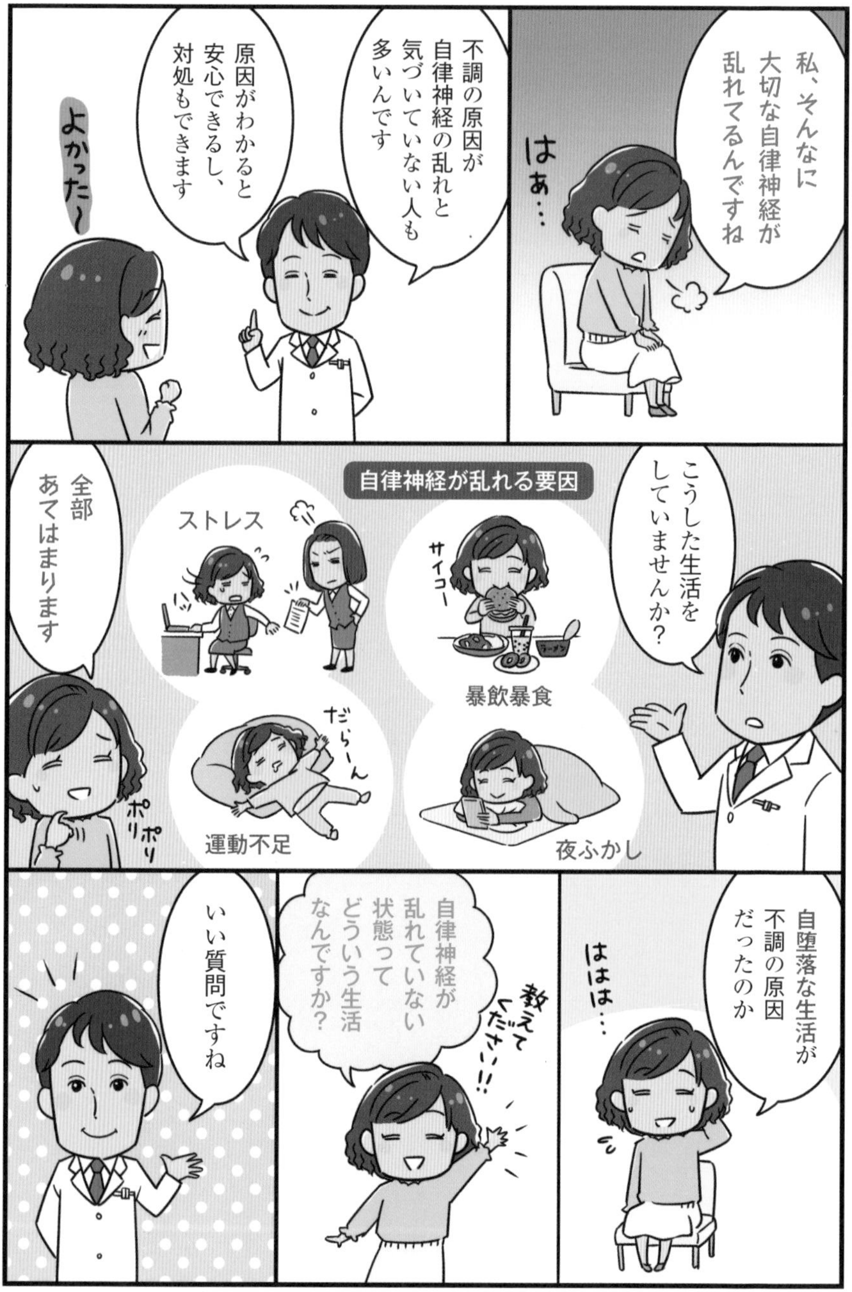
私、そんなに大切な自律神経が乱れてるんですね
はぁ…
不調の原因が自律神経の乱れと気づいていない人も多いんです
原因がわかると安心できるし、対処もできます
よかった〜
こうした生活をしていませんか？
自律神経が乱れる要因
ストレス
ハッ
暴飲暴食
サイコー
運動不足
だら〜ん
夜ふかし
全部あてはまります
ポリポリ
自堕落な生活が不調の原因だったのか
ははは…
自律神経が乱れていない状態ってどういう生活なんですか？
教えてください!!
いい質問ですね

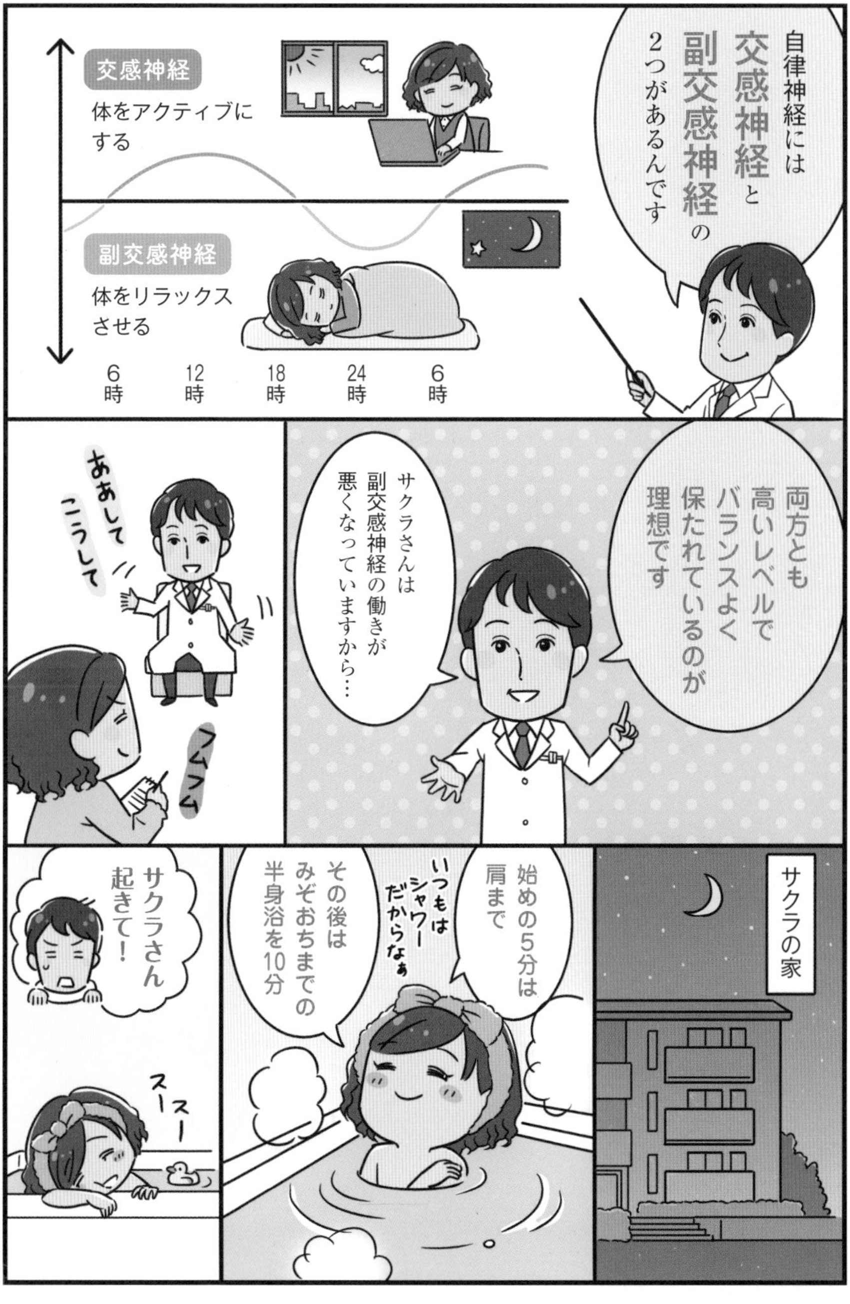
自律神経には
交感神経と
副交感神経の
2つがあるんです
交感神経
体をアクティブにする
副交感神経
体をリラックスさせる
6時
12時
18時
24時
6時
両方とも高いレベルでバランスよく保たれているのが理想です
サクラさんは副交感神経の働きが悪くなっていますから…
ああして
こうして
フムフム
サクラの家
始めの5分は肩まで
いつもはシャワーだからなぁ
その後はみぞおちまでの半身浴を10分
サクラさん起きて!
スースー

column

なんとなく不調セルフチェック

以下の 16 項目で当てはまるものはありますか？

□やる気が出ない

□すぐ疲れる

□理由もなく
イライラしやすい

□かぜをひく
回数が多い

□いつも不安

□頭痛がある

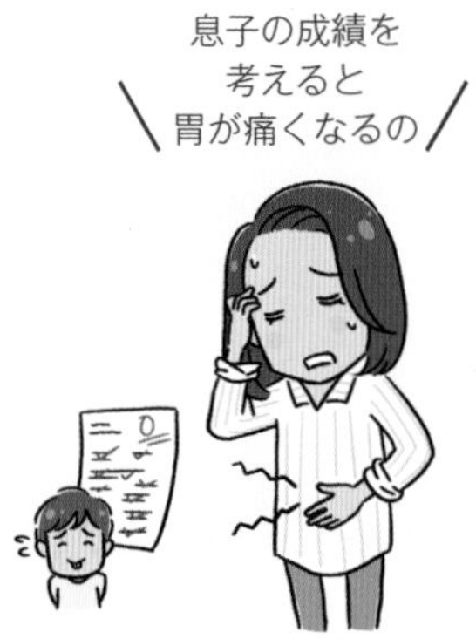
息子の成績を
考えると
胃が痛くなるの

□注意が散漫に
なりやすい

□むくみが
気になる

□手足が冷える
ことが多い

□肩が凝っている

□緊張しやすく、
ストレスを
受けやすい

□腰痛がある

□いくら寝ても
疲れがとれない

□思考力、決断力が
低下した気がする

□お腹の調子が悪く、
便秘か下痢の症状が
ある

□肌は乾燥気味、
髪はパサパサ
している

ひとつでも当てはまればすでに自律神経が乱れている可能性があります。また、チェックした数が多ければ多いほど、自律神経が大きく乱れています。自律神経を整える方法を生活に取り入れましょう。

自律神経を整えると健康美人になれる

なんとなく不調は自律神経の乱れが原因

コロナ禍以降、普通に暮らしていても、なんとなく違和感があって、別の世界にいるような感覚はありませんか？

マスクをつけたり、手を消毒したり……。以前とは違う暮らしにストレスを感じて、心と体が疲れてもおかしくありません。自律神経はこうしたストレスに敏感に反応します。

「眠れない」「疲れがとれない」「頭が痛い」「便秘がち」「なんとなく気分が沈む」「気力がない」「イライラする」など、病気とまではいえなけれど、体や心の調子が悪いときは〝自律神経の乱れ〟を疑ってみましょう。

誰でも簡単に自律神経は整えられる

自律神経を改善するには、特別な道具やお金は必要ありません。早寝、早起きをする、腸によいものを食べるなど、毎日の生活習慣を変えるだけです。

なんとなくの不調も放っておけば、重い病気になってしまうこともあります。

この本では、自律神経の整え方をたくさん紹介しています。全部をやる必要はありません。できるものから少しずつ生活に取り入れて、健康で楽しい生活を過ごしましょう。

自律神経が心身のクオリティーを決める

自律神経が整うと、心身ともに健康で、肌や髪にも自然なツヤが生まれます。一方、自律神経が乱れると様々な不調がおこります。

自律神経が整っていると…

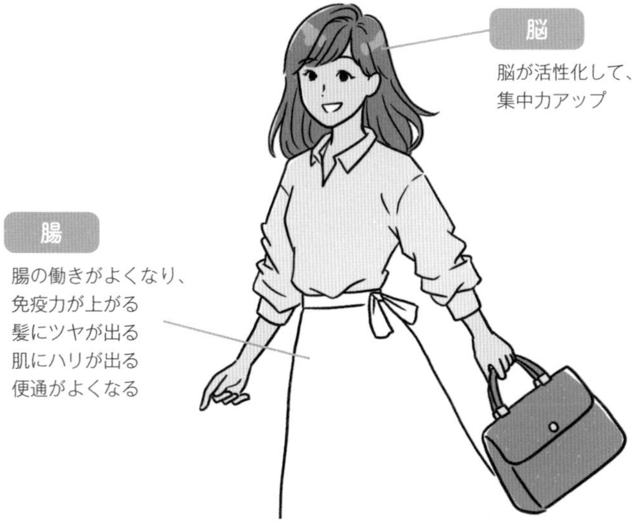
脳
脳が活性化して、
集中力アップ
腸
腸の働きがよくなり、
免疫力が上がる
髪にツヤが出る
肌にハリが出る
便通がよくなる

自律神経が乱れると…

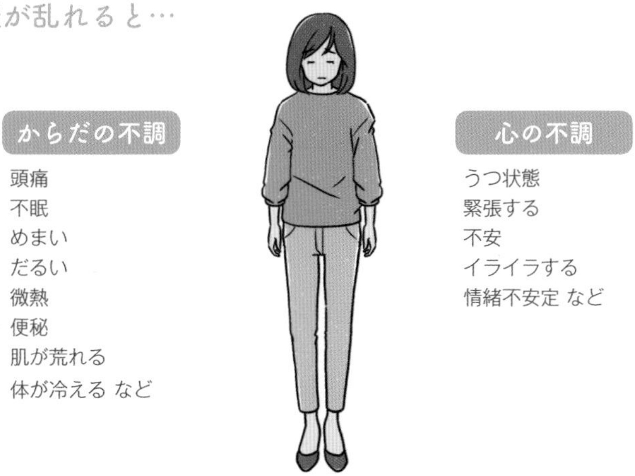
からだの不調
頭痛
不眠
めまい
だるい
微熱
便秘
肌が荒れる
体が冷える など
心の不調
うつ状態
緊張する
不安
イライラする
情緒不安定 など

24時間フル稼働
自律神経ってなに？

脳の指令を体に伝える
「自律神経」

　自律神経は、脳から体の器官に情報を伝える神経のひとつ。神経は脳と体の各器官が互いに情報を伝え合う道のようなものです。様々な刺激は情報として神経を伝わり、脳や体の各器官へと送られ、動きや反応を引き起こします。

　例えば、暑いところにいると汗をかくのも、「暑いから冷やせ」という情報が神経という道を伝わっているからです。

　神経は大きく「中枢神経」と「末梢神経」の2つに分かれます。さらに「末梢神経」は、「体性神経」と「自律神経」とに分けられます。体性神経は自分の意思でコントロールできますが、自律神経は、自分の意思で動かすことができません。

　心臓を動かして血液を全身に送る、呼吸をする、食べものを消化して栄養を吸収する、暑いときに汗をかき体温調整をするなどはすべて自律神経の働きによってコントロールされています。

　自律神経は起きているときも、寝ているときも、体の機能を維持するため、24時間休みなく働き続けています。

自律神経を通して
心と体はつながっている

　不安や怒りによって心が乱れると、自律神経のバランスが崩れて血流が悪くなります。すると体にも様々な不調が生じます。心が安定していれば、自律神経も整い、体の調子も安定します。

自律神経とは

神経は情報を伝える道のようなもの。自律神経は末梢神経のひとつです。年齢を重ねると自律神経の機能は衰えるので、早めに対策をとることが必要です。

自律神経の位置づけ

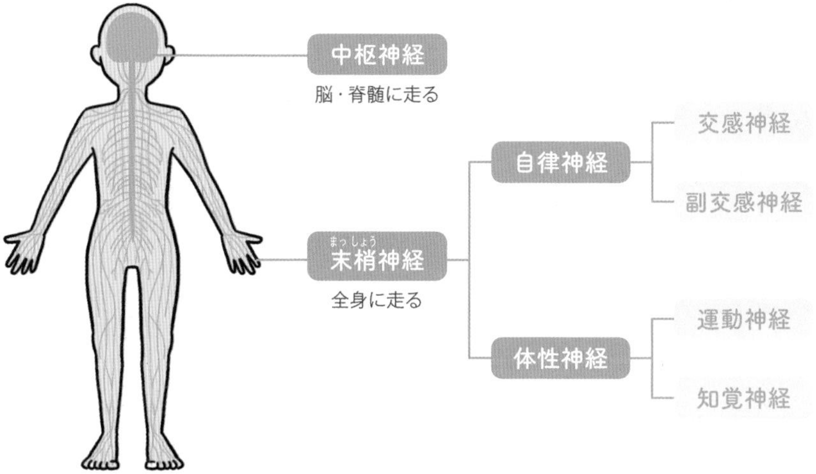
中枢神経
脳・脊髄に走る
末梢《まっしょう》神経
全身に走る
自律神経
交感神経
副交感神経
体性神経
運動神経
知覚神経

自律神経の機能は加齢とともに低下する

男性では30代、女性では40代くらいから急激に副交感神経の働きが衰え始めます。血流が悪くなり、疲れやすさも顕著になります。

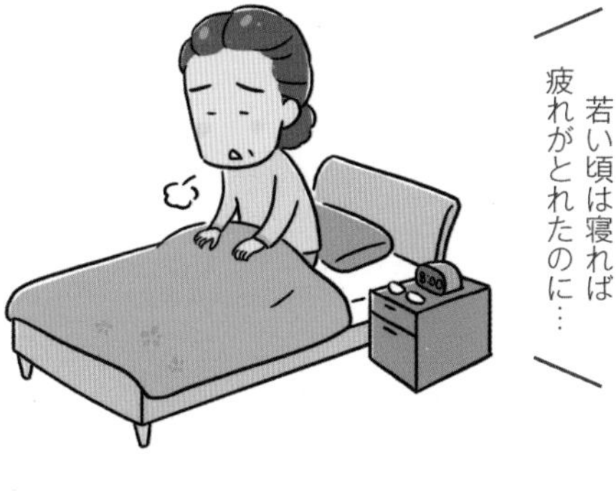
若い頃は寝れば
疲れがとれたのに…

若い頃に徹夜をしても体力が持つのは、副交感神経が活発だから。10～20代は自律神経が多少乱れても、すぐに副交感神経がリカバーしてくれます。

自律神経のバランスがいいとは？

交感神経と副交感神経がバランスを取り合う

自律神経は「交感神経」と「副交感神経」に分かれています。車で例えると交感神経はアクセル、副交感神経はブレーキの役割をしています。

車を運転するのに、アクセルとブレーキが必要なように、体を動かすのにも、交感神経と副交感神経が必要です。

交感神経が優位になると血管が収縮し、心拍数と血圧が上がり、興奮状態になります。反対に副交感神経が優位になると、血管がゆるみ、心拍数や血圧が下がってリラックスした状態になります。

このような正反対の役割を持つ2つの神経がバランスよく交互に働く状態を「自律神経が整う」といいます。

交感神経と副交感神経の役割は？

交感神経と副交感神経は、1日を通して必ずどちらかが優位になっています。多くの場合は、昼間は交感神経が、夜間は副交感神経が優位になります。

しかし、不規則な生活、仕事や人間関係のストレスなどが原因で、自律神経のバランスは乱れます。

交感神経ばかりが優位になると、全身の血流が悪くなり、心身の興奮状態が続くことになります。逆に副交感神経が優位な状態が続くと、無気力感や疲労感を感じやすくなります。

どちらか一方が優位になるのではなく、両者のバランスが保たれていることが大切です。

交感神経と副交感神経の働き

体をアクティブにするのが「交感神経」、体をリラックスさせるのが「副交感神経」です。1日を通じて必ずどちらかが優位になっています。

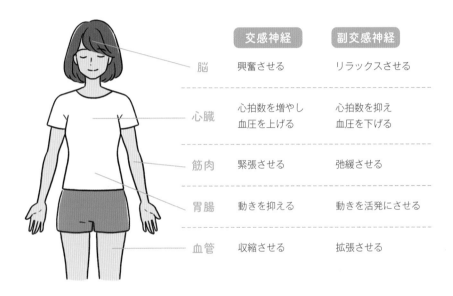

	交感神経	副交感神経
脳	興奮させる	リラックスさせる
心臓	心拍数を増やし 血圧を上げる	心拍数を抑え 血圧を下げる
筋肉	緊張させる	弛緩させる
胃腸	動きを抑える	動きを活発にさせる
血管	収縮させる	拡張させる

やる気がしないときは交感神経を高めましょう

常にだるさを感じたり、モチベーションが上がらない人は、副交感神経が優位になっているのかも。交感神経を高めれば、やる気がみなぎります。

＼やる気が出ないのは
副交感神経が優位になっている証拠？／

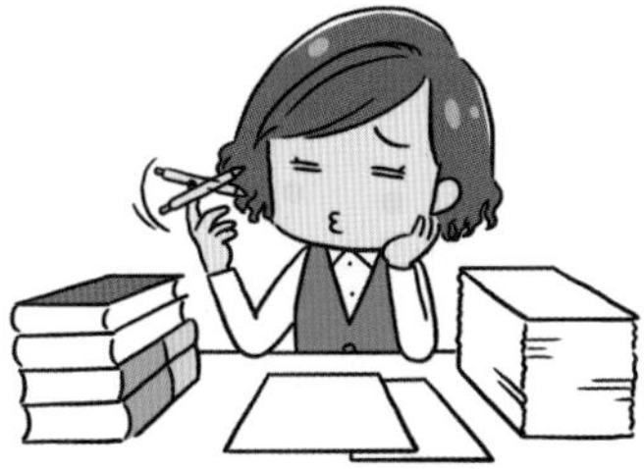

交感神経を高めるには、人との会話を楽しんだり、ストレッチやウォーキングなどの軽い運動をするとよいでしょう。

column

自律神経バランスチェックシート

生活習慣や体の変化、自分の心の状態をチェックすることで、あなたの自律神経の活発度タイプがわかります。各項目で「今の自分に近い」と思うものひとつにチェックをつけてください。

1. 睡眠について

□ 布団に入ったら、すぐに眠れる→AB

□ 夜にしっかり眠っても、昼間に眠くなることがある→A

□ 夜、なかなか寝つけない→B

□ 眠っていても、途中で目が覚める→-AB

2. 仕事・家事・勉強について

□ やりがいを感じ、それを結果に結びつけられると感じている→AB

□ 面倒でなかなかやる気が起きず、やろうとしても眠くなる→A

□ できなかったときのことを考えると不安なので、集中して取り組むようにしている→B

□ やれないことに対して不安を感じるが、体がついていかない→-AB

3. 食欲について

□ 食事の時間になるとお腹が減り、おいしく食べられる→AB

□ 食べてもすぐにお腹が減って、お腹が鳴る→A

□ 仕事や作業に集中していると空腹を感じない→B

□ 食べたくない、あるいはお腹が減っていないのに食べ続けてしまう→-AB

4.食べた後について

□ 胃もたれや胸やけなどはほとんどしない→AB

□ しっかり食べても、すぐにお腹が減る→A

□ 食後によく胃もたれがする→B

□ 食事の前後に胃が痛くなることが多い→-AB

5.何か解決すべきときの対応について

□ すぐに対応策の考えがまとまり、行動できる→AB

□ いつの間にかほかのことを考えて、考えがまとまらない→A

□ 息をつめて考え込んだり、考えすぎて不安になる→B

□ 考えようとしても全く集中できず、やる気も起こらない→-AB

6.日ごろの疲れについて

□ それなりに疲れはするが、眠ればいつもリセットできる→AB

□ 疲れるとすぐに眠れるが、昼間もなんとなくだるい→A

□ 疲れは抜けにくいが、仕事であれば頑張れる→B

□ 何をするのも面倒で、常に疲れを感じる→-AB

7.メンタルについて

□ 仕事中は気が張っているが、帰宅すれば切り替えられる→AB

□ 特にストレスは感じないが、ボーッとしていることが多い→A

□ １日中、気が張っていて心がほぐれることがない→B

□ 強い不安感や恐怖心を感じたり、考えるのがいやで眠りたくなる→-AB

8. 手足の冷えについて

□ 年間を通して冷えは感じない→AB

□ 冷えは感じないが、逆にポカポカして眠くなることが多い→A

□ お風呂上がりでも、少したつと手足が冷えてしまう→B

□ 寝つけないほど手足が冷たく、顔色も悪い→－AB

9. 体重の増減について

□ ここ数年間、体重は大きく変動していない→AB

□ ついつい食べすぎてしまい、太りやすい→A

□ ストレスが多いと体重が増えやすい→B

□ ここ1年で体重が5kg以上増減している→－AB

10. 今の自分について

□ やる気に満ちあふれ、心身ともに幸せだと感じている→AB

□ 大きなトラブルもなく、どちらかといえば幸せなほうだと思う→A

□ 日々、刺激を受けることで充実感を感じる→B

□ 漠然とした不安を感じ、常に憂うつ感が抜けない→－AB

診断

チェックがついた「A」と「B」はひとつ1点としてます。

「AB」は両方に1点加算、「－AB」は両方から1点減点してください。

A □点　B □点

ABともに8点以上	→ ❶タイプ
Aが7点以下、Bが8点以上	→ ❷タイプ
Bが7点以下、Aが8点以上	→ ❸タイプ
ABともに7点以下	→ ❹タイプ

タイプの特徴

高　交感神経

❷頑張りすぎタイプ

交感神経が高くて
副交感神経が低い

現代人に多いタイプ。アクセルばかり踏み込んでブレーキをかけないので、気づかないうちに心身ともに疲れがたまりやすい。

❶いきいき能力発揮タイプ

交感神経、副交感神経
どちらも活発でバランスがよい

理想的な状態。交感神経も副交感神経も高いレベルでバランスが取れているので、自分の持てる能力を発揮できます。

低　副交感神経　高

❹ぐったり無気力タイプ

交感神経も副交感神経も
両方とも低い

ストレスの多い生活や睡眠不足の生活を続けていると、交感神経、副交感神経、両方の動きが低下してしまいます。心身ともに不調の原因に。

❸のんびりタイプ

交感神経が低くて、
副交感神経が高い

つねにだるさを感じていて、やる気が出ないタイプ。行動が遅く、集中力もないので、仕事で成果を出せません。

低

自律神経の活発度は大きく４タイプに分かれます。交感神経も副交感神経も共に活発でバランスがとれている①が理想です。定期的に自己チェックをして、①タイプに近づくように自律神経を整えましょう。

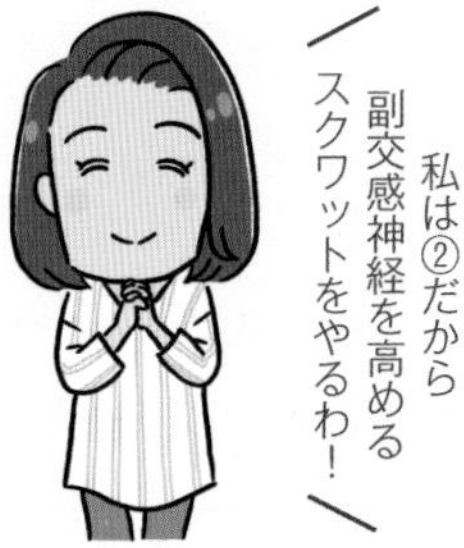
私は②だから
副交感神経を高める
スクワットをやるわ！

自律神経を整える
4つの方法

ちょっとしたコツで自律神経は整えられる

自律神経は、交感神経と副交感神経がどちらも高く「1対1」のバランスで働くのが理想。どちらかに極端に偏ると、心身に不調が現れやすくなります。

自律神経は自分の意思で動かすことができませんが、自律神経を整える行動でバランスが整うように働きかけることはできます。

自律神経によいのは「規則正しい生活習慣」「腸によい食事」「ストレスに強い心」「適度な運動」です。酒やたばこは、自律神経を乱す原因になるので、習慣になっている人は減らすようにしましょう。

自分がすぐにできること、続けられることを実践しましょう。

現代人は交感神経が高く副交感神経が極端に低い

忙しくストレスに満ちた生活を送っていると、心も体も常に戦闘モード。そのため交感神経が高くなり、自律神経が乱れます。また、加齢によって副交感神経が低下しやすくなるため、まずは下がってしまった副交感神経を高めることが自律神経を整えるポイントになります。

そのためには、「運動をして血流をよくする」「好きな音楽を聴く」など、心地よいと感じることをしましょう。

交感神経と副交感神経のバランスをよくする

不調を感じたら、自律神経を整えるのに効果的な４つの項目にトライ！　何から手をつけてもOK。自分にとって簡単にできることから始めましょう。

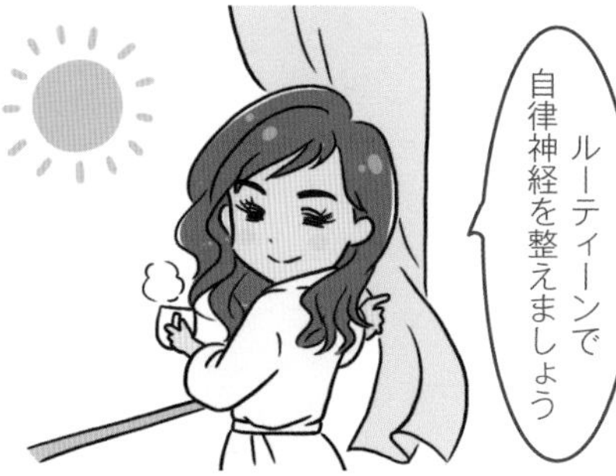
ルーティーンで
自律神経を整えましょう

規則正しい生活習慣

朝早く起きて、夜は早く寝るなど、規則正しい生活を心がけると、自律神経が整ってきます。

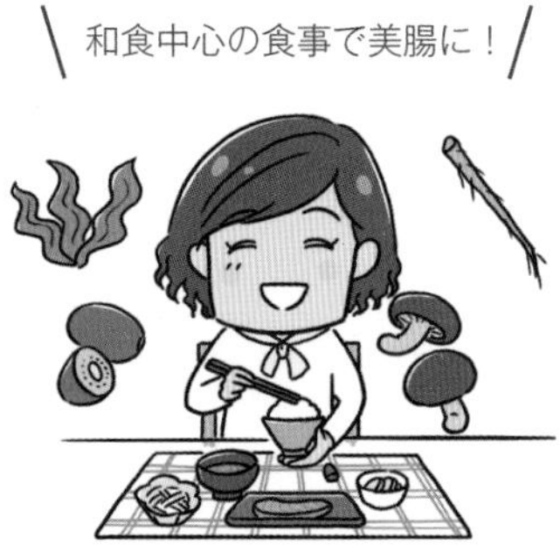
和食中心の食事で美腸に！

腸によい食事

発酵食品や海藻など、腸の働きを高める食事で、血のめぐりをアップ！　体の隅々まで栄養が届くので、肌や髪も美しくなります。

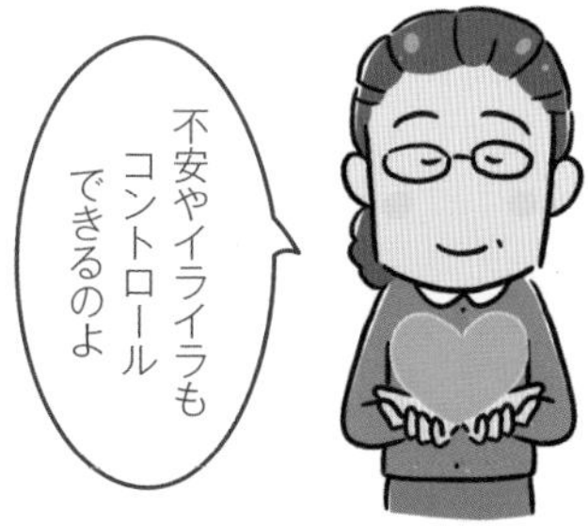
不安やイライラも
コントロール
できるのよ

ストレスに強い心

ぶれない心、ものごとをポジティブにとらえる習慣を身につけて、ストレスに強い心を育てましょう。

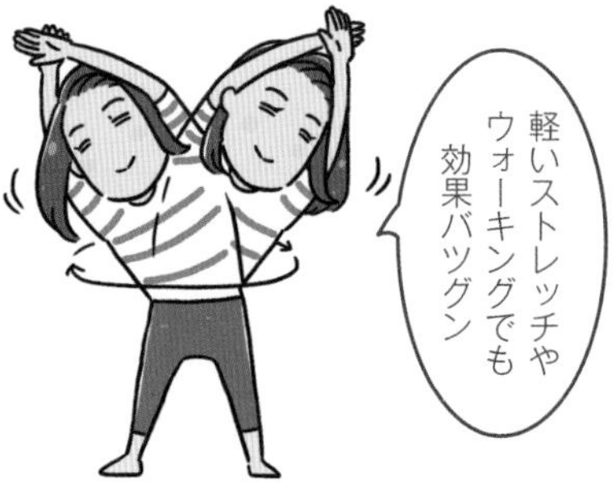
軽いストレッチや
ウォーキングでも
効果バツグン

適度な運動

深呼吸しながらできる軽い運動を日常に取り入れましょう。運動で血行がよくなり、自律神経が整います。

column

スマホのアプリで自律神経の状態がわかる！

小林弘幸先生が全面協力した「CARTE」は、60秒で自律神経の状態がわかるスマートフォンアプリ（iOS向け）です。

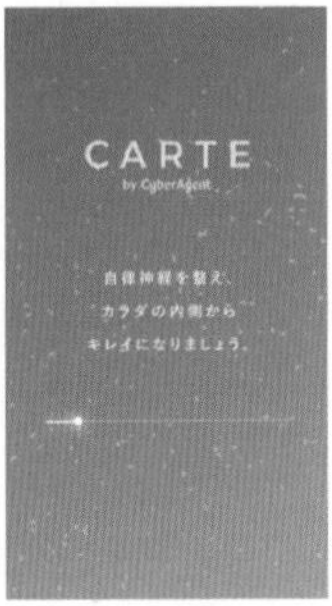

CARTE by Cyberagent
自律神経をスマートフォンで測れる

使い方

❶ スマートフォンのカメラに指を60秒当てると、心拍変動を解析し、自律神経のスコアとして「インナーパワー」を算出します。

インナーパワーとは、疲労・ストレス度を定量的に捉える「自律神経の活動量」と交感神経・副交感神経から算出される「自律神経のバランス」を解析し総合的に評価を数値化したものです。

❷ インナーパワーの数値をもとに、今の状況にあわせたストレッチを教えてくれます。動画と一緒に実行してインナーパワーの向上を目指しましょう。
季節や天気、睡眠時間や疲れ具合など、様々な要因で変化する自律神経を知ることができるので、不調の改善に役立てましょう。

アプリはiOSからダウンロードできます。会員登録、利用はすべて無料。AppStoreで「カルテ」と入れて検索してください。

[対応端末とOSについて]
・iPhone5s以降の端末でご利用いただけます。
・フラッシュ付きの端末でしか利用できません。ご了承ください。
※iPhoneXs・iPhoneXs Maxの端末では、iOS12.3.1 以降でご利用いただけます。
本サービスは、自律神経の簡易診断のアプリです。医療機関での診断に代わるものではなく、確定的な診断を行うものではありません。必要に応じて医療機関を受診するようおすすめいたします。

2章

自律神経を整える生活習慣

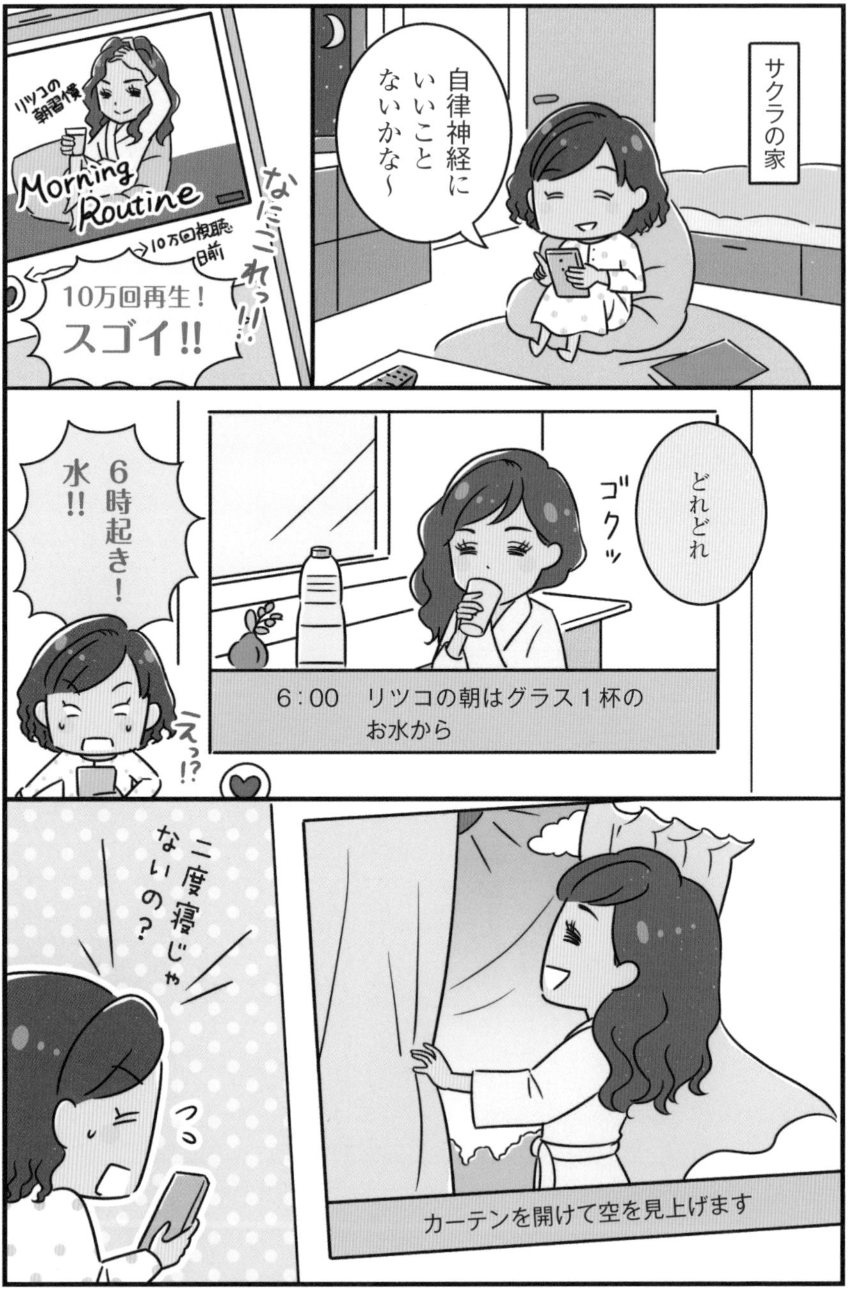

サクラの家
自律神経にいいことないかな〜
なにこれっ!!
リツコの朝習慣
Morning Routine
10万回視聴
日前
10万回再生！
スゴイ!!
どれどれ
ゴクッ
6：00　リツコの朝はグラス１杯のお水から
6時起き！水!!
えっ!?
カーテンを開けて空を見上げます
二度寝じゃないの？

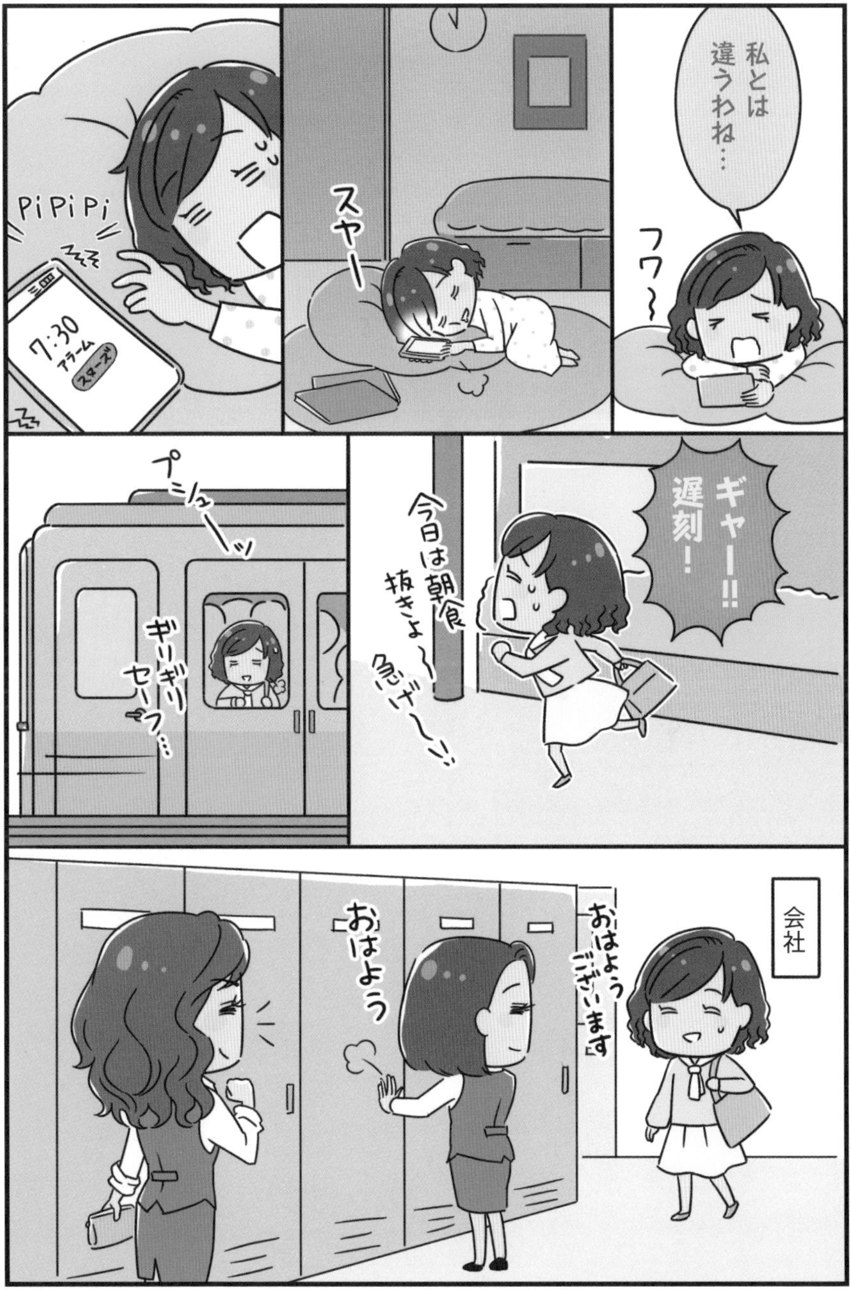
私とは違うわね…
フワ〜
スヤー
PiPiPi
7:30
アラーム
スヌーズ
ギャー!!
遅刻!
今日は朝食抜きよ〜
急げ〜!!
プシューッ
ギリギリセーフ…
会社
おはようございます
おはよう

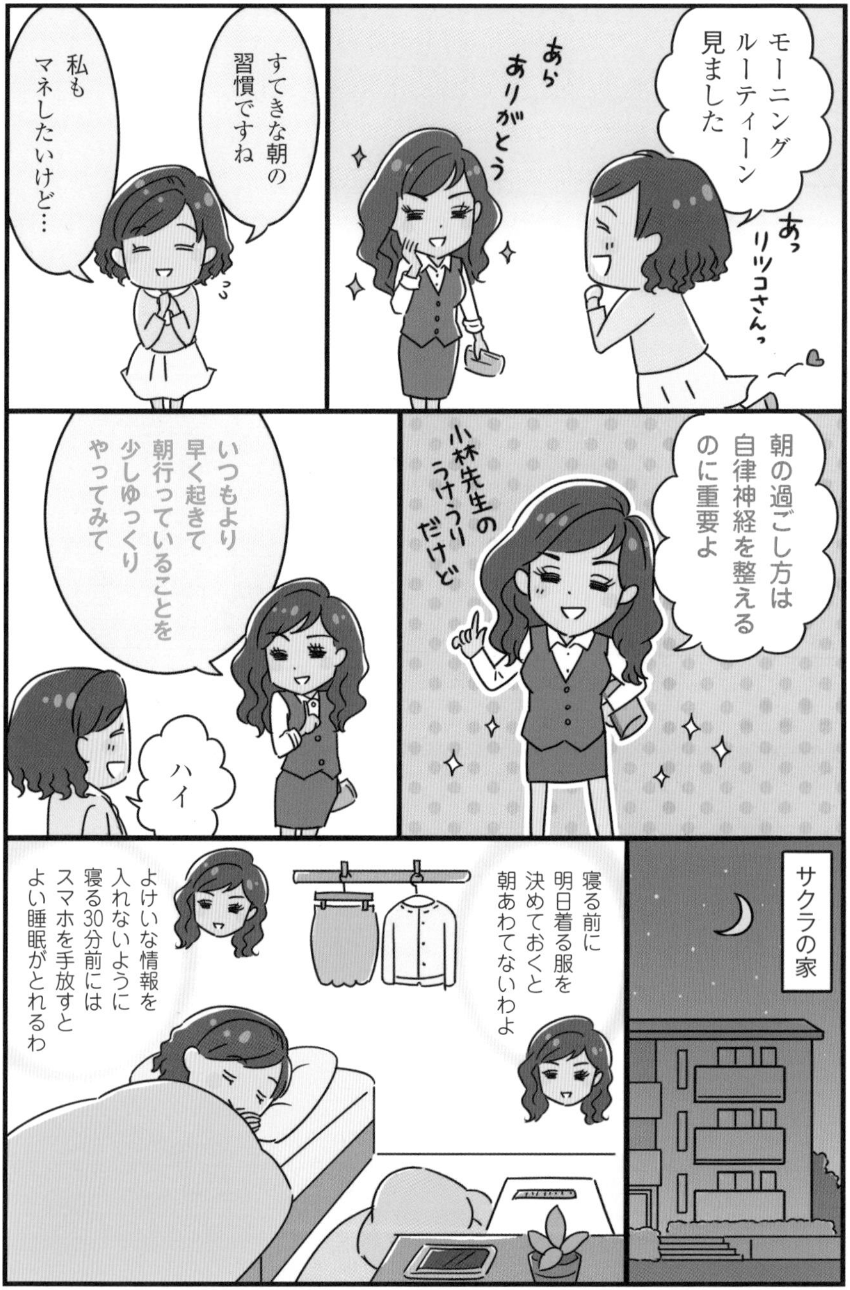
あっ リツコさんっ
モーニングルーティーン見ました
あら ありがとう
すてきな朝の習慣ですね
私もマネしたいけど…
朝の過ごし方は自律神経を整えるのに重要よ
小林先生のうけうりだけど
いつもより早く起きて朝行っていることを少しゆっくりやってみて
ハイ
サクラの家
寝る前に明日着る服を決めておくと朝あわてないわよ
よけいな情報を入れないように寝る30分前にはスマホを手放すとよい睡眠がとれるわ

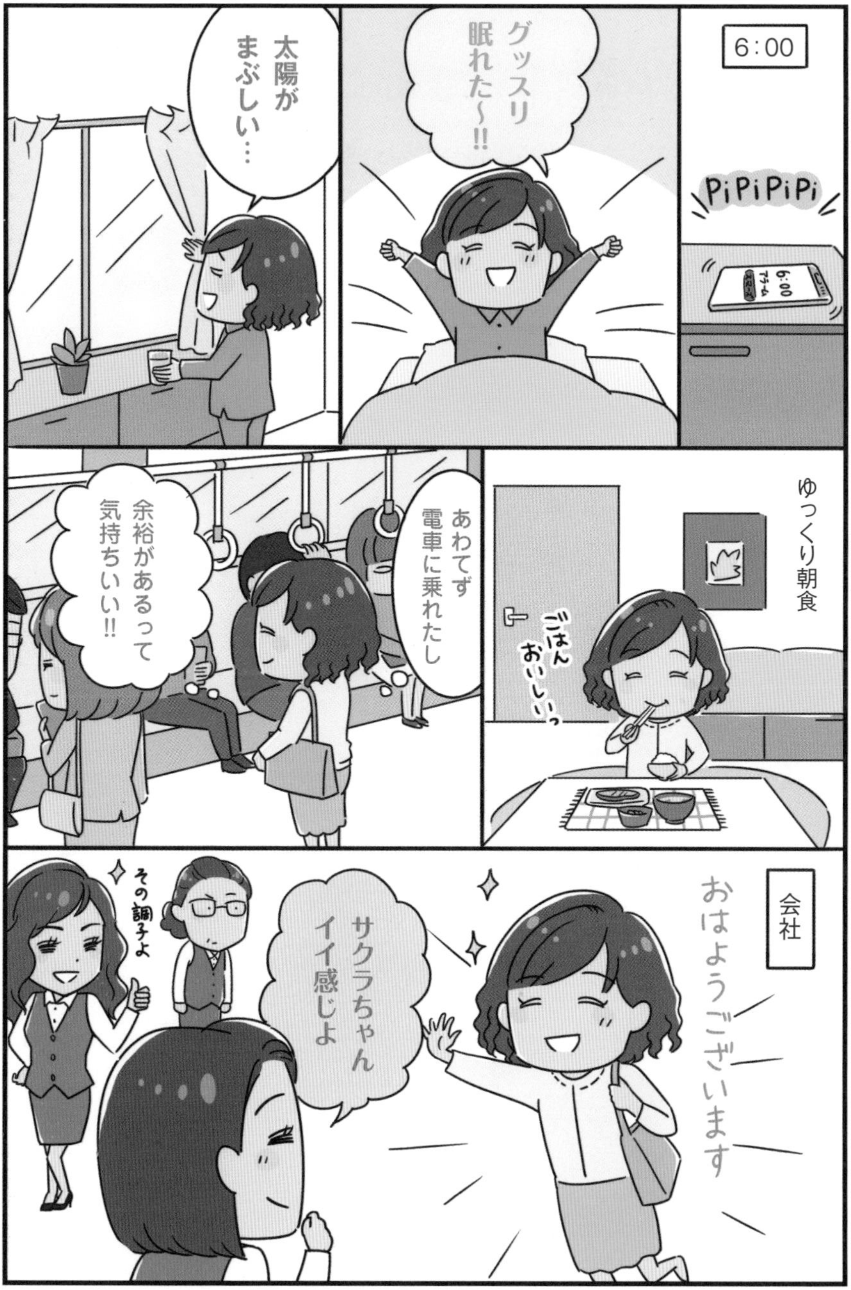
6:00
PiPiPiPi
グッスリ眠れた〜!!
太陽がまぶしい…
ゆっくり朝食
ごはんおいしいっ
あわてず電車に乗れたし
余裕があるって気持ちいい!!
会社
おはようございます
サクラちゃんイイ感じよ
その調子よ

毎日の規則正しい生活で自律神経を整える

体内時計と自律神経が奏でる生活リズム

朝になると目覚め、夜になると眠くなる、これはもともと人間に備わっている自然な体のリズムです。そして、このリズム、いわば「体内時計」には、自律神経のリズムが深く関わっています。

自律神経には、アクセル役の「交感神経」と、ブレーキ役の「副交感神経」があります。仕事や勉強など、様々な活動をする昼間は「交感神経」が体にアクセルをかけ、しっかり休むために夜は「副交感神経」がブレーキをかけて、体内時計のリズムを正常に整えているのです。

不規則な生活をしていると自律神経のリズムが乱れ、体内時計にくるいが生じてしまうのです。

なんとなく「だるい」それは自律神経の乱れかも

人間の体内時計の周期は1日25時間、地球の自転周期の24時間とわずかにズレています。放っておくと体内時計は少しずつズレていってしまうので、24時間に合わせて生活をすることが大切です。夜更かしや朝寝坊、不規則な食事などで生活リズムが乱れると、昼間に働く「交感神経」と、夜に働く「副交感神経」をうまく切り替えることができなくなってしまいます。

そうなると、朝起きられない、夜眠れない、体がだるい、肌あれなど、様々な不快な症状が現れます。さらにこうした状態が続くと、疾患を引き起こす原因となってしまうこともあります。

自律神経のバランスがとれた状態とは？

エネルギーの必要な昼間は交感神経が働き、夜は副交感神経が働いて省エネモードにスイッチ！このリズムを意識して。

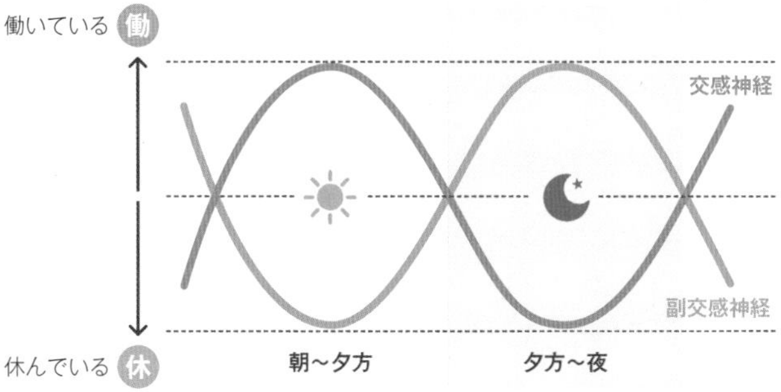

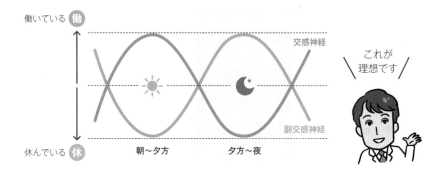

昼間と夜で入れ替わる、理想的な自律神経のリズム

朝～夕方は交感神経、夕方～夜は副交感神経が優位になって働くことが大切です。過剰や不足などがあると、リズムが乱れてしまいます。

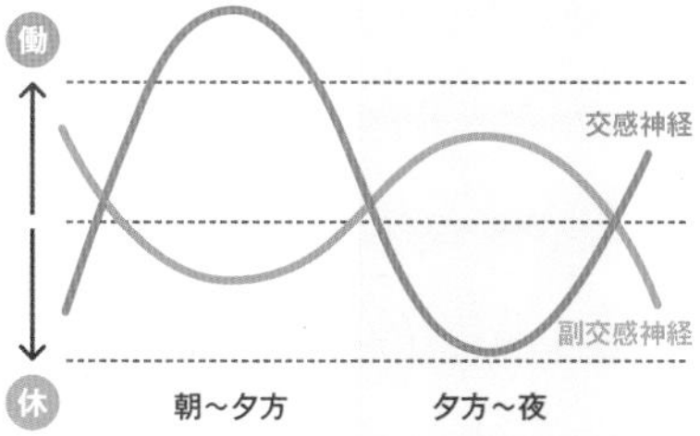

悪い例❶ ストレス型

緊張やストレスにより、交感神経が昼間に働きすぎると、バランスがかたよってしまいます。その逆になってしまう場合も。

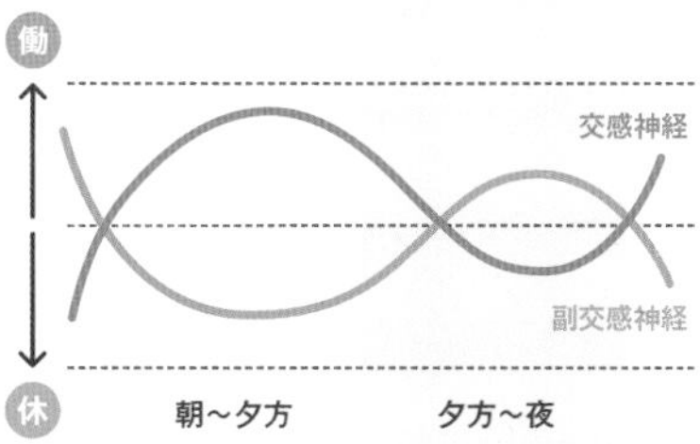

悪い例❷ おつかれ型

近ごろでは、両方の自律神経の働きが弱い人も増えています。体調が思わしくなく、気分もふさぎがちになり、さまざな不調が。

早起きすると自律神経美人になれる

体内リズムを整えるには まずは朝をきちんと過ごす

朝は副交感神経から交感神経へと切り替わる大切な時間です。ギリギリまで寝ているなどあわただしく過ごすと、副交感神経が一気に低下してしまいます。それによりバランスが乱れ、緊張感や興奮状態を1日引きずってしまうことに。

まずは、起床時間をいつもより30分早めてみましょう。ゆっくり顔を洗い、朝食をとり、身だしなみを整える。余裕をもって1日をスタートすることで、自律神経は安定して切り替わり、1日をスムーズに過ごすことができます。

すぐに起き上がらずに、ベッドの中でストレッチを行って、体をゆっくり目覚めさせることも効果的です。

パワーが落ちがちな 雨の日は特に早起きを

雨の日はなんとなく、体がだるかったり、やる気がでない……。これには理由があり、雨の日は気圧が変動するため、自律神経を切り替えるパワーが落ちてしまうのです。

いつもより早く起き、しっかり朝食をつくったり、掃除やストレッチをしたり。少し活発に行動することで、スイッチが切り替わると、血流もよくなり、体内リズムが整います。

また、加齢とともに副交感神経の働きは下がるため、入浴などで意識的に副交感神経の働きを上げてバランスを取るとよいでしょう。

自律神経が整う朝の過ごし方 Part1

まずは体に「おはよう」を。体をゆっくり目覚めさせ、副交感神経から交感神経へ、体内時計のスイッチを切り替えましょう。

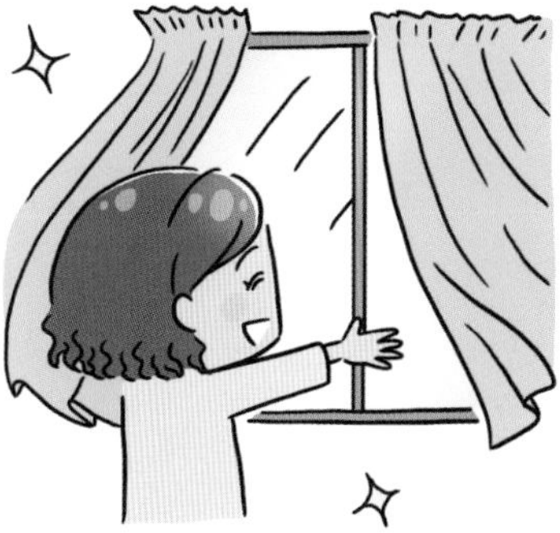

室内で日光を浴びるだけでも十分効果があります

カーテンを開けて太陽の光を浴びる

目覚めたら、カーテンを開けて朝日を浴びましょう。光を浴びることで体内時計がリセットされ、自律神経のリズムが整います。

朝日を浴びると睡眠ホルモンの分泌がストップし、代わりに幸せホルモンといわれる「セロトニン」が分泌されます。やる気もアップし、気分よく１日が過ごせます。

コップ１杯の水で腸が目覚める！

脱水症状が進んでいる朝、まずは１杯の水を飲んで胃腸のスイッチをオン！　腸のぜん動運動が促され、便秘の改善も期待できます。

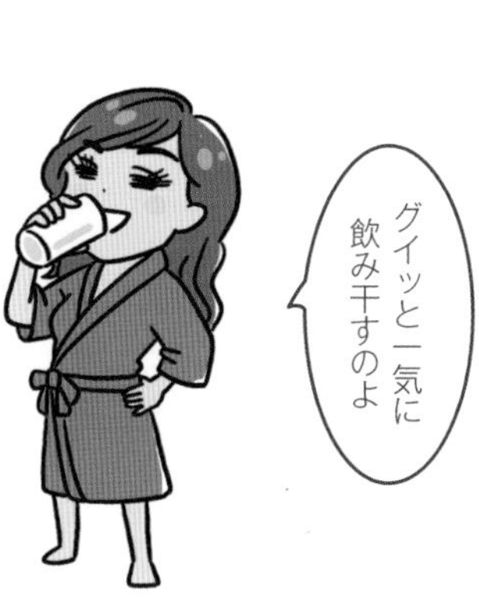
グイッと一気に飲み干すのよ

就寝時に口内で繁殖した雑菌をまずはすすいで洗い流してから飲みましょう。体が冷えやすい人は、ぬるめの白湯や常温の水を飲むのがおすすめです。

自律神経が整う朝の過ごし方 Part2

自律神経が目覚めたら、次は活動するための元気をチャージ！ 食後はゆっくり歯磨きをしてリラックスすれば、交感神経のバランスも整います。

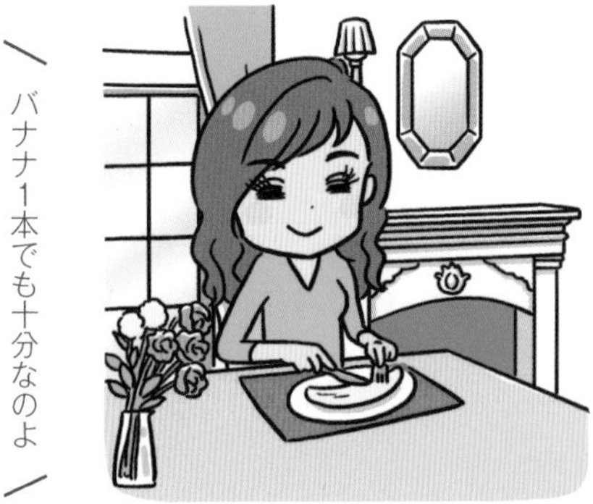
バナナ1本でも十分なのよ

交感神経を高める朝食＝活動エネルギー

朝食は交感神経の働きを助け、新陳代謝やホルモン分泌を促す、元気の源です。胃腸のぜん動運動も活発となり、排便も促されます。

毎日朝食を摂ると代謝が高まり、エネルギーをきちんと消費できるため、太りにくい体質になります。腸内環境も整い、一石三鳥！

ゆっくり歯磨きをしてリフレッシュ

歯ブラシで歯や歯肉を刺激すると、すーっと気分もすっきり。慌ただしい朝だからこそ、ゆっくり歯磨きをして、気持ちを落ち着かせましょう。

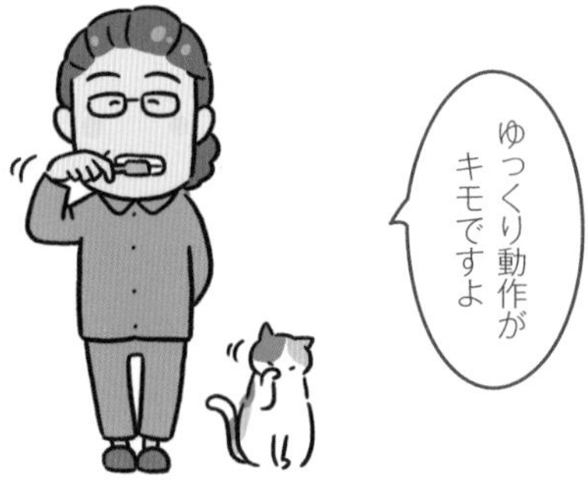
ゆっくり動作がキモですよ

自律神経が整う朝の過ごし方 Part3

自律神経の切り替え習慣を行っても、体調が悪ければ、体内時計は正しく働きません。日々の体調管理から、気を配りましょう。

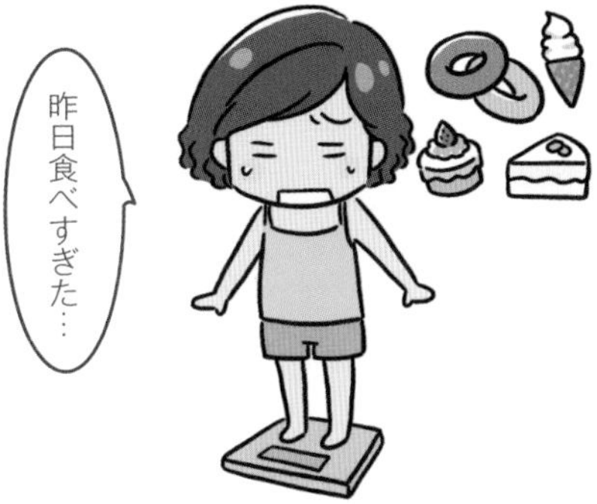
昨日食べすぎた…

毎朝、体重を測って昨日の自分を知る

一定の体重キープを心掛けることは、体調維持の基本です。増減は±2kgまでとし、それ以上になる場合は、食事で調整しましょう。

毎朝、体重を測ることは、“やせる”ことにもつながります。生活習慣の意識が変わり、増えていたら食事量を減らす、運動をするなどの対応も可能に。

決まったトイレタイムで排便をルーティーンに

体を目覚めさせる習慣を行っても、便意がこない場合は、たとえ出なくても朝食後に便座に座り、体にタイミングを覚えさせましょう。

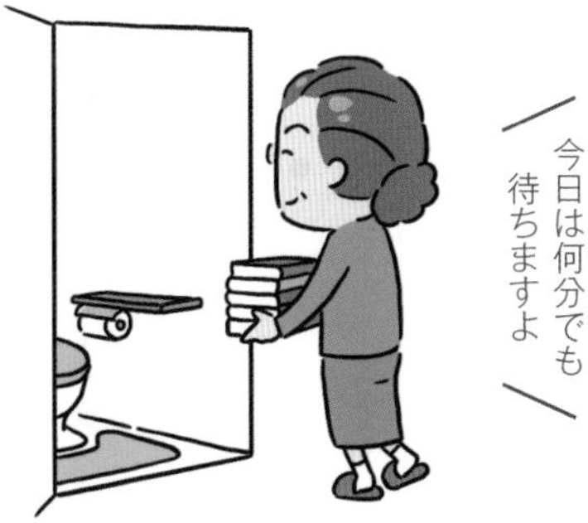
今日は何分でも待ちますよ

いきまずに、腸マッサージをしながらのんびり排便を促しましょう。10～20分経ってもムリならあきらめ、習慣づくのを気長に待ちましょう。

自律神経が整う朝の過ごし方 Part4

あわただしい１日にしないよう、出かける前にちょっとした工夫を！　心の余裕をつくるために、毎日の習慣にしましょう。

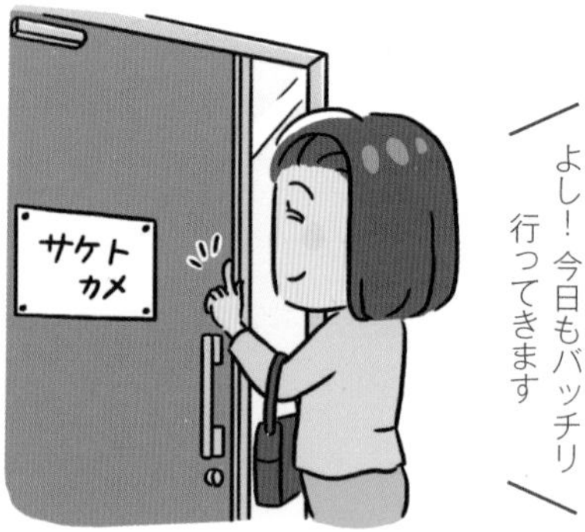
サケト
カメ
よし！今日もバッチリ
行ってきます

忘れ物がないか確認して玄関でひと息ついて出かける

用意にあわてたり、忘れ物をしてイライラしたり。自律神経を乱さないためにも、忘れ物メモを玄関に貼り、落ち着いて確認を。

メモは「財布、携帯電話、時計、カギ、名刺」の頭文字をとった「サケトカメ」。火の元、戸締まり、電気の消し忘れには「ヒトデ」のメモを貼りましょう。

毎朝、自分に問いかけて今の体調を考える

自分の体調と向き合うことが大切。5分ほど目を閉じて、体調をチェックする時間をつくるだけで、自分主導のポジティブな１日となるはず。

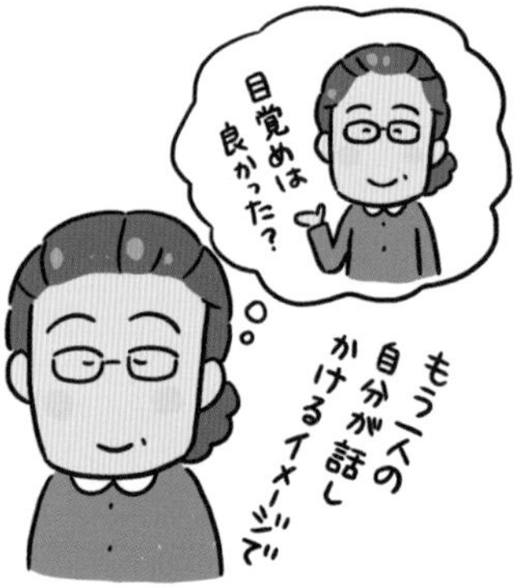
目覚めは
良かった？
もう一人の
自分が話し
かけるイメージで

チェックするのは「目覚めは？」「眠れた？」「胃もたれは？」「顔のむくみは？」「尿の色や量は？」「どこかに痛みやかゆみはない？」の７項目。

自律神経が整う朝の過ごし方 Part5

ゆったりとした気持ちで外に出たら、次は交感神経を徐々にオンに。集中力が高まる午前中を有効に使いましょう。

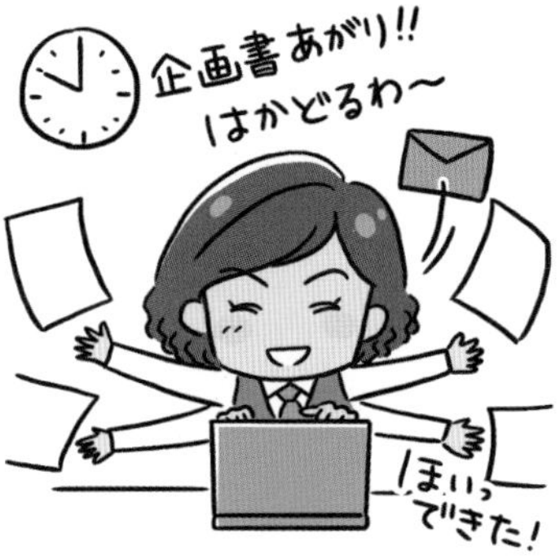

頭を使う仕事は午前中に
単純作業は午後に

交感神経が上昇しつつも副交感神経も程よくパワーを残す午前中は、脳がもっとも働ける時間。考える仕事や重要な仕事は、午前中に片付けて。

昼食後の２時間は、消化にエネルギーがとられてぼーっとしがち。あまり考えなくてもいい作業などにあてるとよいでしょう。

メールチェックは
朝から午後へチェンジ

集中力のある朝をメールチェックに使うのはもったいない。午後にまとめて確認する、もしくは件名や内容をざっと見て急ぎの案件だけ対応するのも手です。

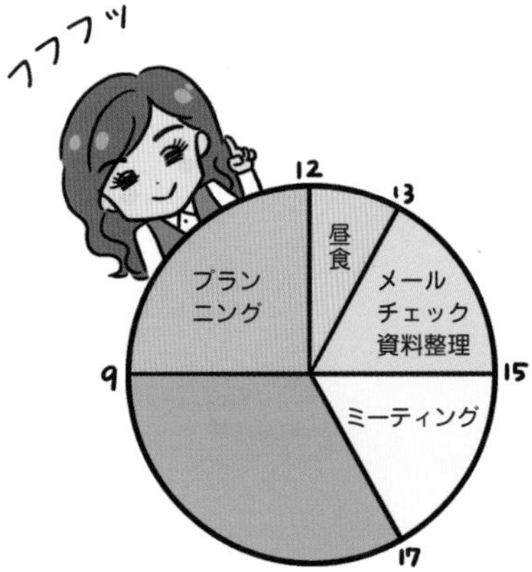

「書く」という行為は、自分と向き合うこと。スマートフォンやパソコンでのスケジュール管理は便利ですが、手書きの手帳も併用するのがおすすめ。

睡眠の質を上げて 心と体をメンテナンス

夕食、入浴、就寝までの過ごし方が睡眠の質を決める

自律神経を整えるために、質のよい睡眠は欠かせません。そして、質のよい睡眠を得るには、副交感神経がしっかり働いた「リラクゼーション睡眠」をとることが大切です。それには、就寝前の行動が深く関わっています。

副交感神経は、食べものが消化される3時間の間に少しずつ高まり、体は睡眠の準備を整えていきます。夕食はできるだけ午後8時までにすませ、入浴はぬるめのお湯に浸かり、入浴後は、交感神経を刺激しないよう静かにすごします。毎日同じような時間に寝起きし、規則正しい生活をすることで、睡眠の質は高まり、自律神経も整っていくのです。

昼間のウォーキングで睡眠の質を高められる

副交感神経の切り替えをスムーズにするには、昼間の過ごし方が大きく影響します。

睡眠には、眠りを誘うホルモン「メラトニン」が必要ですが、このホルモンをきちんと分泌するためには、昼間にメラトニンのもとになる「セロトニン」(→39ページ)をつくっておかなければなりません。

セロトニンは適度な集中と運動から分泌されます。昼間に20～30分、集中して「歩く」のがおすすめ。時間があれば目的地の手前の駅で降りて、1駅分歩くなどしましょう。

気をつけたい睡眠前のNG行為

目指すのは、疲れを回復し、翌朝すっきり起きられる良質な「リラクゼーション睡眠」。あなたのこんな行動が、妨げになるかもしれません。

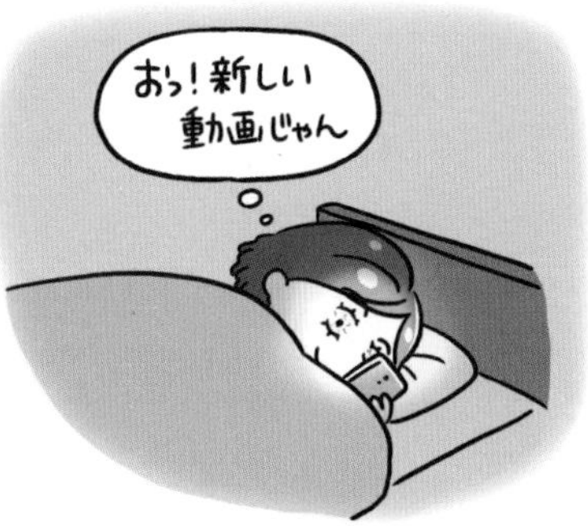
おっ！新しい
動画じゃん

就寝直前まで布団のなかでスマートフォンを見る

就寝30分前までにはスマートフォンを置き、テレビを消しましょう。画面の光は睡眠ホルモン「メラトニン」の分泌を低下させてしまいます。

昼のように明るい照明をつけたままにする

明るすぎる照明や蛍光灯の光は安眠を妨げます。寝るときは間接照明などを用いて、できるだけ光量を落とした暗めの光で、リラックスできる空間にしましょう。

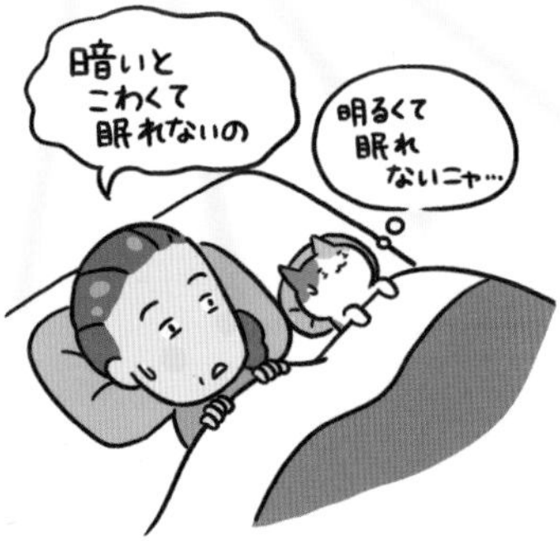
暗いと
こわくて
眠れないの
明るくて
眠れ
ないニャ…

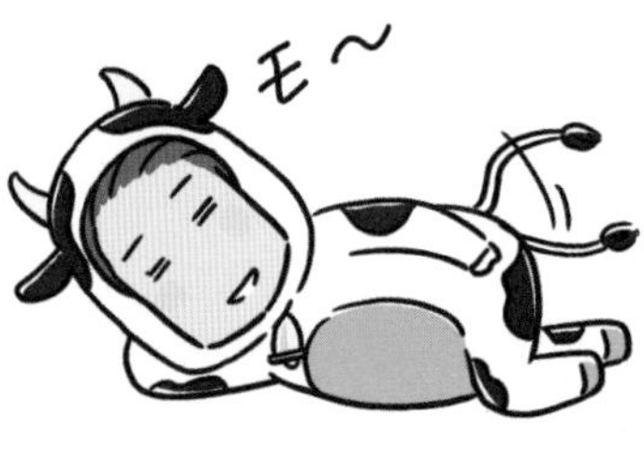
モ～

お腹いっぱいのままベッドに直行

胃は3時間程で食物を消化します。食後すぐに寝てしまうと、栄養は脂肪として蓄積され、内臓も休まらず眠りも浅くなってしまいます。

自律神経が整う夜の過ごし方 Part1

ダラダラと本を読んだり、テレビを見たり、スマートフォンをいじったり…。現代人にありがちな行動は、安眠の妨げに。

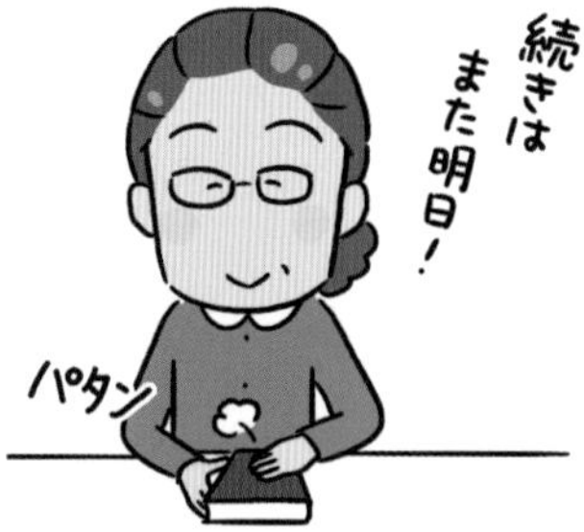
続きはまた明日！
パタン

終わる時間を自分で決めて読書とテレビを楽しむ

テレビや読書は「○時まで」と決めて読む＆見ることで、意識も集中し、自律神経も安定します。時間を区切る意識づけをすることは規則正しい生活の第一歩です。

区切る時間は30分でも、余裕があれば2時間でも3時間でもかまいません。タイマーなどを使うのもよいでしょう。ダラダラせずに、区切る意識を持つことが大切です。

就寝30分～1時間前にはスマートフォンを手放す

スマートフォンの光（ブルーライト）は交感神経を優位にし、睡眠を妨げます。またSNSなどの情報に興奮し、心の安定が乱れることも。

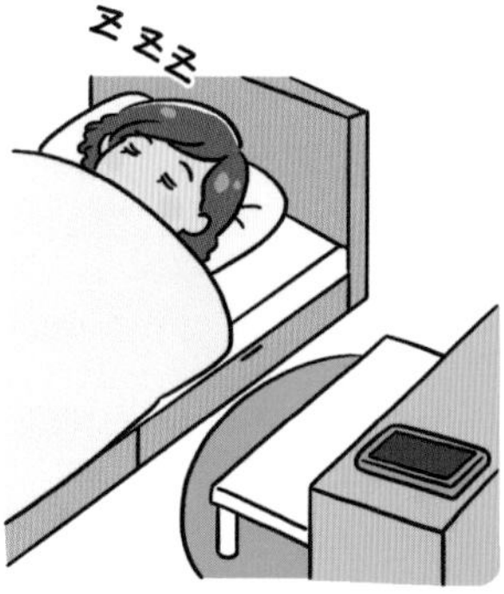
zzz

スマートフォンは遠くに置き SNSから離れましょう

脳は睡眠中に、その日の情報を整理しています。就寝前にスマートフォンを見ると、余計な情報によって交感神経が働き、安眠を妨げる要因に。

自律神経が整う夜の過ごし方 Part2

毎日少しでも、意識的に心と頭を休める時間をつくりましょう。こうした時間を過ごすことで、自律神経のバランスが安定します。

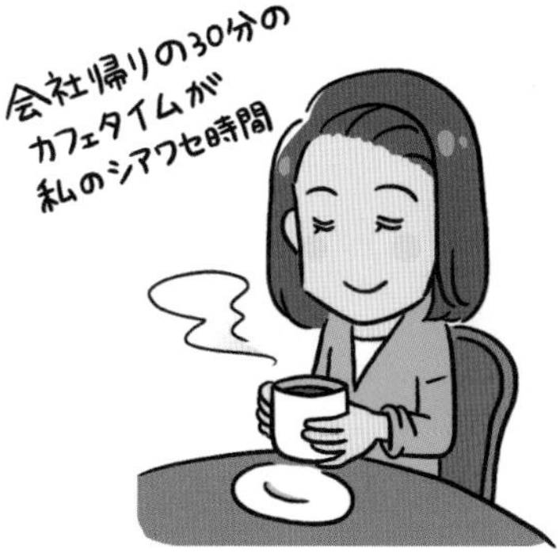
会社帰りの30分の
カフェタイムが
私のシアワセ時間

メリハリのある生活に必要な1日30分の自由な時間

毎日、自分の自由な時間をつくると、時間を意識するようになり、ダラダラ過ごす時間が減っていきます。習慣化して豊かな時間を持ちましょう。

ゆっくりお茶を飲む、音楽を聴く、手芸を楽しむなど、自分の気分がよくなることならなんでもかまいません。

なにも考えない時間が脳の働きを高める

無意識の状態をつくると、脳は次の行動への準備を始めます。忙しいときほどあえてぼーっとした時間をつくると、脳が覚醒してパフォーマンスがアップ！

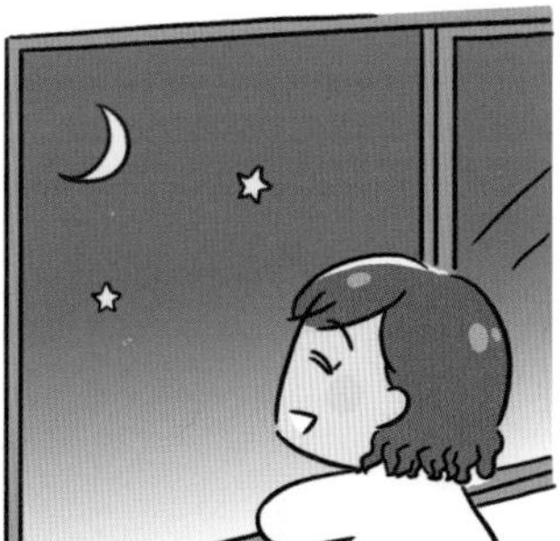

夜空を見上げる、散歩をするなど、ぼんやり風景を眺めているうちに体内リズムが整い、脳が目覚めていきます。なにもしていないときに名案が浮かぶのは、この効果！

column

自律神経が整う入浴法

夜の過ごし方のなかで、もっとも重要なのが入浴です。自律神経が安定する入浴法を実践して、免疫力を高めましょう。

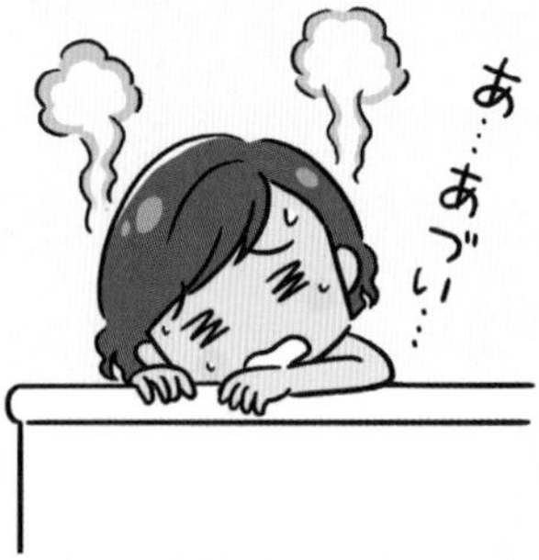

熱いお湯はNG！ 39～40℃のぬるめのお湯で

ぬるめのお湯につかると、血行促進に最適な深部体温38.5～39℃に保たれます。入浴後、手足の末梢から放熱され、心地よい眠りへ。

42℃以上の熱いお湯は、交感神経を急激に刺激。心身が興奮し、眠りの質を下げてしまうだけでなく、血圧が上昇し、脳卒中や心筋梗塞などのリスクも…。

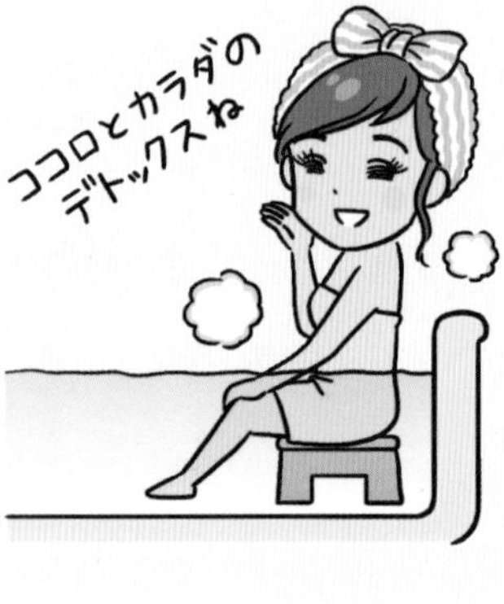

最初は首まで5分、次に半身浴で10分

最初は首まで5分、残り10分はみぞおちまでの半身浴が効果的。全身の血行がよくなり、自律神経と腸の働きを整えてくれます。

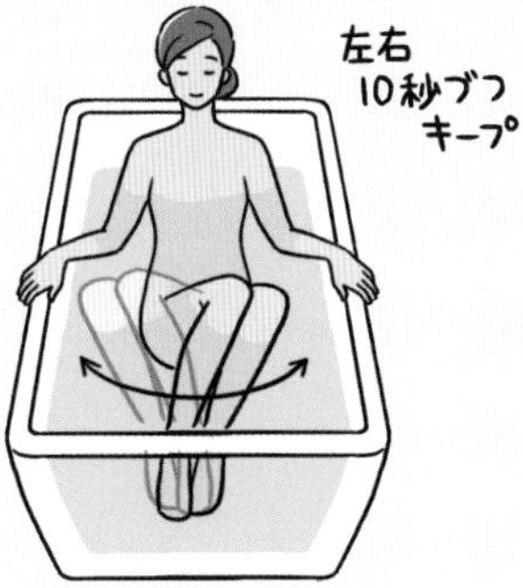
左右
10秒ずつ
キープ

お風呂でできるストレッチ❶

両足左右倒し運動

バスタブの両側に手を置き、両膝を立てて座ります。両膝をそろえて左に倒し10秒、右に倒し10秒キープ。倒しにくく感じた側にもう1度行います。

お風呂でできるストレッチ❷

ウエストひねり運動

両膝を立てて座り、ウエストから上半身を左にとひねり、バスタブを両手でつかんで20秒キープ。左右5回ずつ、ゆっくりと行います。

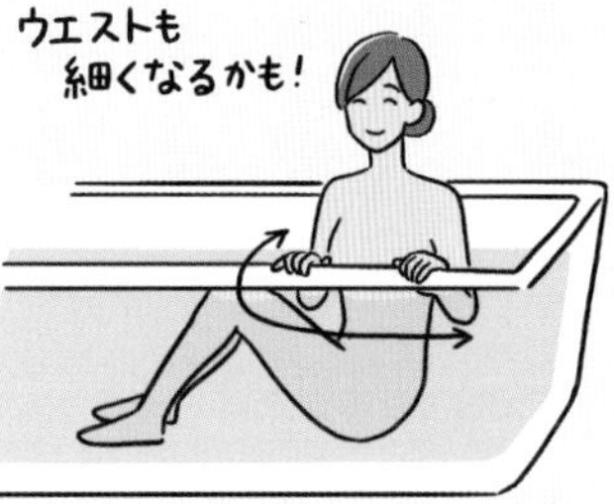
ウエストも
細くなるかも!

お湯の中には浮力や水圧があるので、体への負担が少なく効率的に運動できます。また、激しい動きは交感神経を刺激するため、ゆっくり行いましょう。

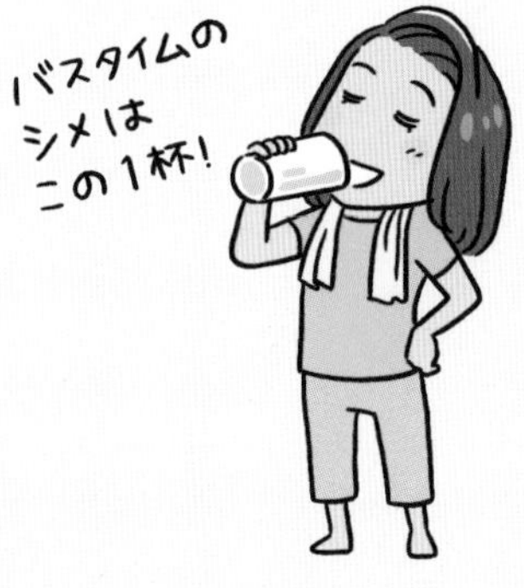
バスタイムの
シメは
この1杯!

入浴後のうるおいのために コップ1杯の水を飲む

入浴中に体内の水分が多く排出されるため、喉が渇いていなくても、入浴後は必ず水を飲みましょう。脱水症状予防に、入浴前にも水分補給するとベター。

自律神経が整う夜の過ごし方 Part4

気持ちを切り替えたり、リラックスをしたり、1日のたまったストレスを緩和するのも、眠りの質を高めるために大切なことです。

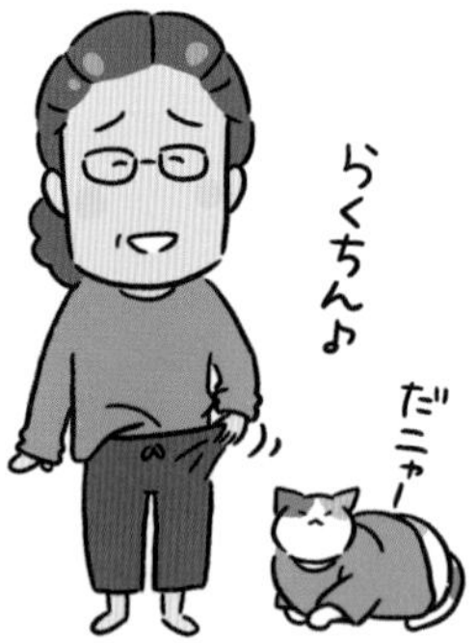
らくちん♪
だニャー

ゆったりとした部屋着やパジャマで

伸縮性のない素材やきついゴムの服は、体にストレスがかかります。紐タイプのパンツや大きめのTシャツなど、就寝時はゆるめのものを選んで。

自律神経を整えるにはロックが効果的!?

自律神経によい影響を与える音楽は、テンポが一定で音階の変化が少ないものが効果的。疲れをとるなら、意外にもロックがおすすめ！

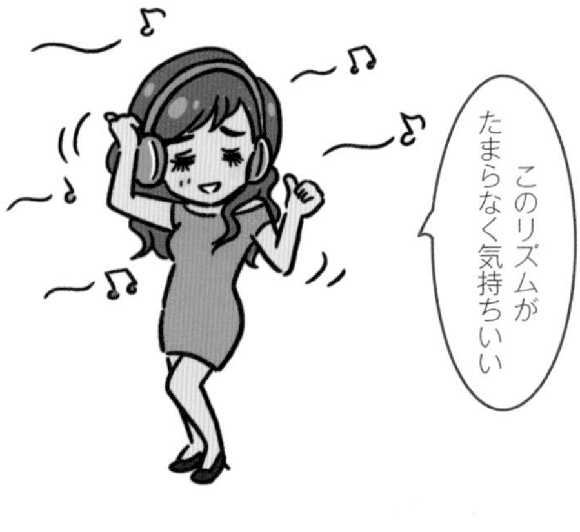
このリズムがたまらなく気持ちいい

人間は音楽を聴いていると、ポジティブな気持ちになります。アップテンポすぎず、リズムが規則的なロックは自律神経のバランスを整えてくれます。

自律神経が整う夜の過ごし方 Part5

起床後に交感神経の切り替えをスムーズにするため、寝る前に翌朝の準備をすませておきましょう。

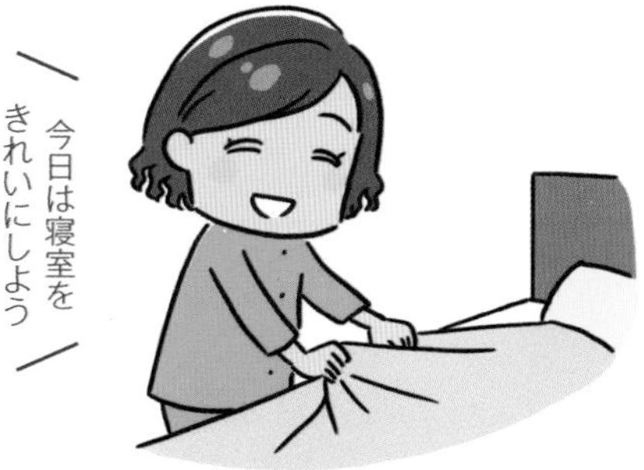
今日は寝室を
きれいにしよう

無理しない範囲で自分の部屋を片付ける

生活環境の悪さは、自律神経を乱す原因に。寝る前、30分以内で気になる部分を片付けましょう。片付くと副交感神経が高まり、リラックスできます。

気になる1ヵ所でかまいません。1番リラックスしたい寝室や毎日使う場所などから、片付けるのがおすすめです。

朝にあわてないように翌日の準備をすませておく

明日の予定を確認し、かばんを整理し、洋服も準備しておくと、気持ちよく眠りにつけます。安心感は自律神経のバランスにも好作用を及ぼします。

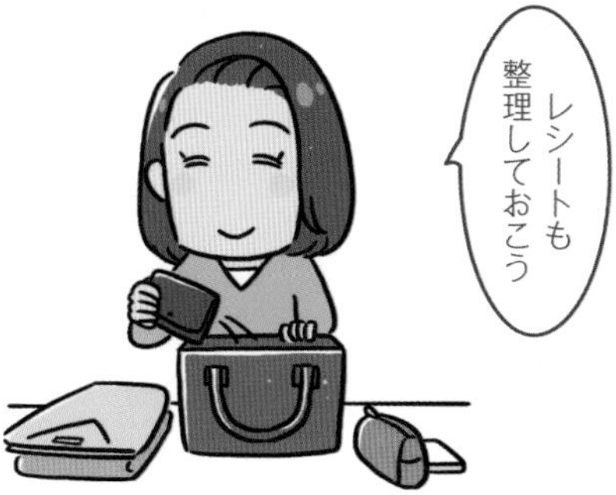
レシートも
整理しておこう

自律神経が整う夜の過ごし方 Part6

翌朝の心と体を整えるため、リラックスできる習慣を取り入れましょう。

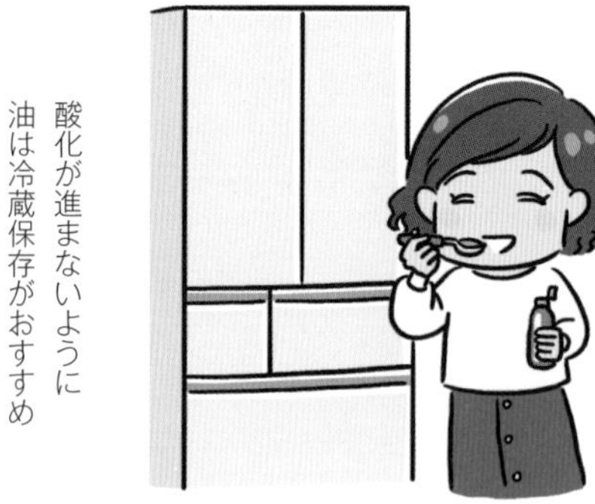
酸化が進まないように
油は冷蔵保存がおすすめ

寝る前にスプーン1杯のオイルを飲む

就寝前に上質な油をスプーン１杯飲むと腸内の便が油でコーティングされ、翌朝排便しやすい状態に。

どんな油でも効果はありますが、おすすめは動脈硬化の予防などの健康効果も期待できる亜麻仁油。オリーブオイルを飲む人も多いようです。

香りによるリラクゼーション なかでもラベンダーが◎

入浴後にラベンダーティーを飲む、枕元にラベンダーの精油を垂らしたハンカチを置くなど、ラベンダーの香りでリラックスしましょう。

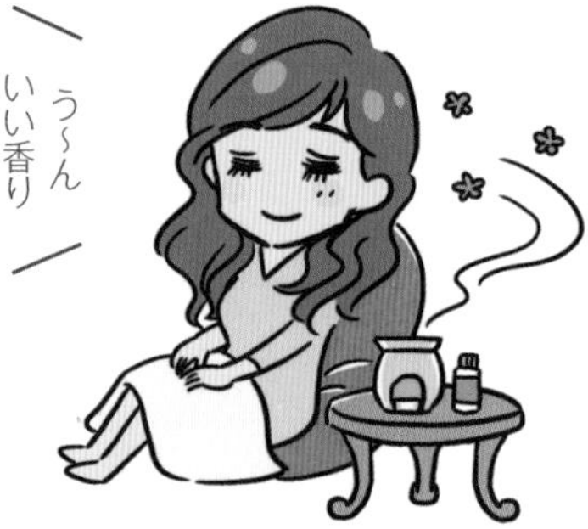
う～ん
いい香り

ラベンダーのほかに、カモミールやクラリセージ、サンダルウッドなどのハーブにも、リラックス作用があります。

column

寝る前に3行日記を書こう

誰だって、毎日いいことばかりではありません。大切なのは、そのストレスに向き合って、すっきりさせることです。

不安を解消させて ココロのデトックス

毎日、手書きで、3行だけの日記をつけましょう。最後に目標を書くことでゴールが明確になり、気持ちの整理がつきます。

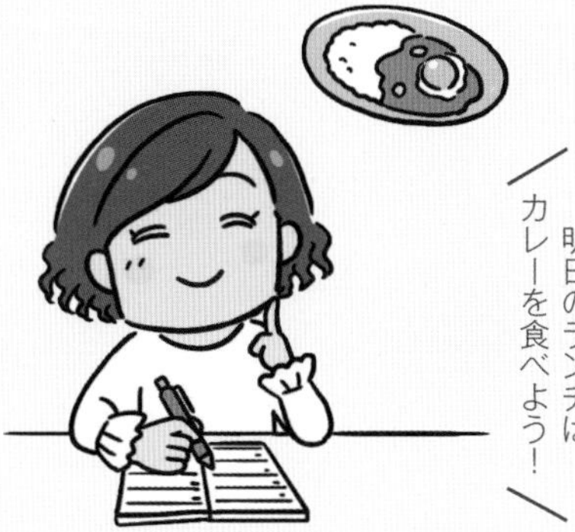
明日のランチはカレーを食べよう!

最初は、できるだけ達成しやすい目標を立てて

書く内容はこの3つ!

①失敗したこと

失敗や嫌だったことを、客観的に振り返ります。原因や対策を考える余裕ができ、失敗を繰り返さないようになります。(例／メールを誤送信してしまった)

②感動したこと

うれしかったこと、成功体験、感謝の気持ちなど。落ち込んだときに読めば、今日1日が有意義であったことに気づくはずです。(例／お土産をもらった)

③明日の目標

未来を想像しながら、明日の目標や、やりたいことを書き出します。①を克服する内容もOK。するべきことが明確になり、気持ちが前向きになります。(例／ウォーキングを20分する)

いやなことも文字に書くと、不思議なほどすっきりします。その日の自分を振り返ることで心に余裕が生まれ、自律神経が安定します。

断捨離で迷いを捨てると自律神経が整う

身の回りを整理して自律神経のバランスアップ

何かを選ぶというのはストレスのかかるものです。選択肢を減らせば、ストレスを減らすことができ、自律神経のバランスがアップします。

休日に身の回りのものを減らしてみるのもよいでしょう。何を手放すか迷うときは、全部出して分類すると、同じようなものをたくさん持っていることに気がついたり、何年も使っていないものを見つけたりでき、手放しやすくなります。

自律神経を整えるのにおすすめの場所はクローゼット。服は毎日選ぶものなので、服の選択肢を減らすと、ストレスを減らす効果が大。クローゼットも片付いて一石二鳥です。

失敗しない服の手放し方

持っている服をスカート、シャツなどアイテム別に分けます。よく着る服を1軍、時々着る服を2軍、あまり着ないけれど好きな服を3軍、好きでもなく着ていない服を手放します。3軍も手放す候補。デザインが似たアイテムがあれば残すものと手放すものに分けます。

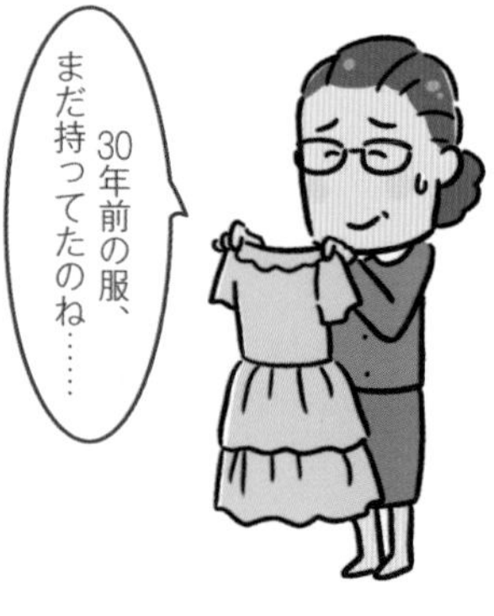
30年前の服、
まだ持ってたのね……

ジャンル別・失敗しない断捨離

何事もシンプルにしたほうが、副交感神経の働きが整い、自律神経のバランスがよくなります。身の回りのものを断捨離してシンプルにしましょう。

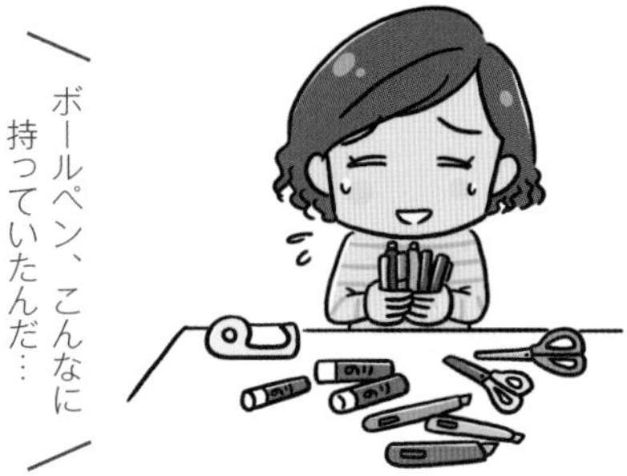
ボールペン、こんなに
持っていたんだ…

文具は用途別に分けて使いやすいものを選ぶ

書く、切る、貼るなど、用途別に分け、使えないものは捨てます。同じ物が複数あれば、使いやすいものを１つ残し、残ったものは予備にします。

キッチンはノンストレスの収納を目標にする

キッチンアイテムは、使う場所の近くに収納すると使いやすくストレスがたまりません。調理台の近くに包丁やまな板など、置き場所を工夫して。

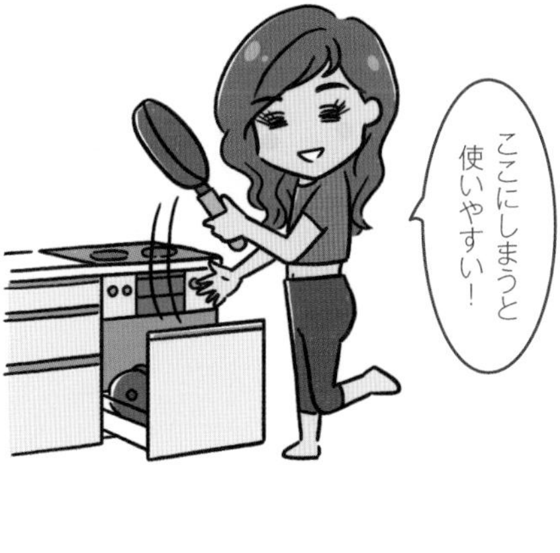
ここにしまうと
使いやすい！

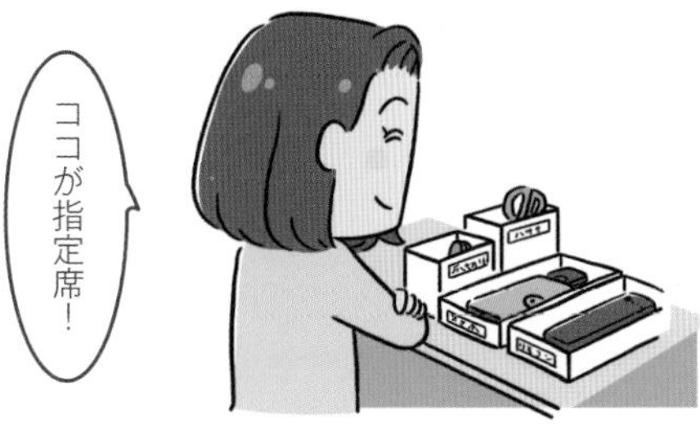
ココが指定席！

家族で使うものは指定席をつくる

ものが散らかっている状態も自律神経が乱れる原因。リモコンや爪切りなど家族で使うものは、みんなで指定席を決めておくと散らかりません。

自律神経のバランスを高める 休日の過ごし方

夜更かしや寝すぎはＮＧ メリハリをつけて楽しむ

休み明けでも疲れが取れず、スッキリしないと感じたら、休日の過ごし方を見直してみましょう。

休日には、夜更かしや寝だめをしがちですが、体内時計が乱れるとかえって心身の調子が悪くなってしまいます。

普段と同じ生活パターンで起きて、体内時計を崩さないようにしましょう。

また、美術館やコンサート、映画など平日とは異なる質の予定を入れるのもよいでしょう。カフェや公園で読書をする、とことん部屋を片付けるのも一計です。メリハリのある過ごし方が、日常の疲れを癒してくれます。

なにも予定のない日をつくる

効率を考えるあまり、毎日、スケジュールを詰め込んでしまうと、変化する状況の対応に追われて、心も体もヘトヘトに。

「予定を詰めすぎない」、「週1日はなにも予定を入れない日をつくる」など、あえてフリーの時間をつくりましょう。

予定のない日は、のんびり過ごしリラックスしたり、遅れていた仕事を片付けて不安を解消したりと、その時々の状況を判断して過ごせばいいのです。

スケジュールは、先々の予定が見渡せる手書きの手帳に書くのがおすすめです。

自律神経が整う休日の過ごし方 Part1

いつもと違う空間へ遊びに行くことは、自律神経のトレーニングになります。休日を使って楽しみながら自律神経のバランスを上げましょう。

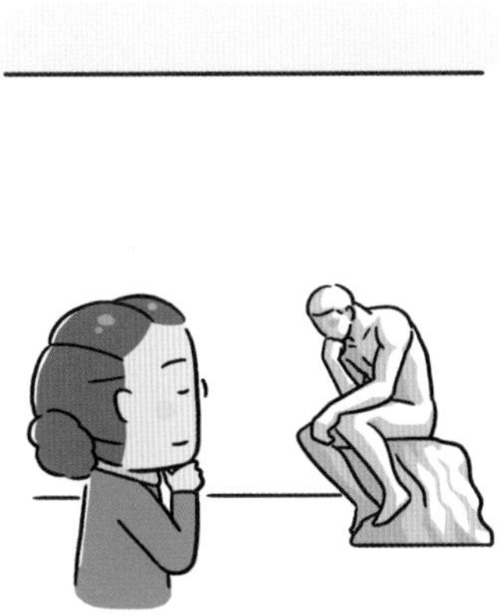

美術館のように天井が高く、日常からかけ離れた空間に行くのがおすすめ

美術館&博物館は身近なパワースポット

静かな空間に身を置くと、自分を客観的に見ることができます。あるがままの自分を見つめる作業は、自律神経のトレーニングになります。

教会や神社なども同じように、日常とは違う静かな空間。そのような場所に身を置くだけで、自分を第三者的な視点でとらえることができるようになります。

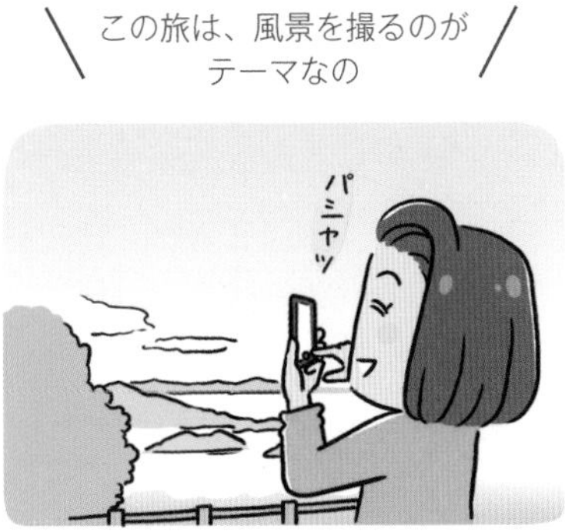
この旅は、風景を撮るのがテーマなの
パシャッ

テーマを1つか2つにしぼって旅に出る

非日常を過ごすという意味で、旅行も自律神経のバランスを高めるチャンス。目的を1つか2つにし、ゆったりとスケジュールを組みましょう。

憧れのレストランに行く、城をめぐる、海に潜る、テーマはなんでもOKですが、「逃げる」目的ではなく、ポジティブな気持ちで出かけましょう。

自律神経が整う休日の過ごし方 Part2

ファッションや身だしなみに気を配ることで、自律神経を整えることもできます。ウィークデーに備えて、休みの日にチェック！

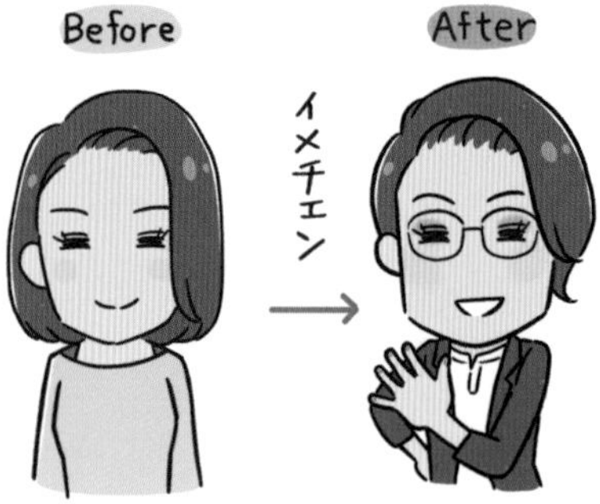

おしゃれの力を借りて自律神経をパワーアップ

美容院やネイルサロン、エステなどに行き、自分をきれいに整え、変化をつけることで、心がリフレッシュし、自律神経の働きを高めてくれます。

もっともわかりやすいのが、髪を切ること。変化に気づいた周囲の人にほめられると、さらに自律神経によい影響を及ぼします。メガネやネイルの色を変えることも効果的。

足元＝靴が整えば自律神経は整えられる

足元を整えることは、目の届きにくい部分まで意識を向けられる、自律神経の安定した人である証。丁寧に手入れすることで心も整います。

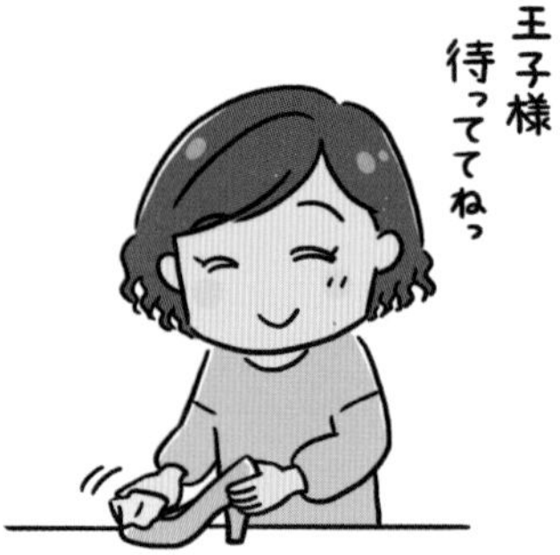

高価な靴をはくという意味ではなく、「いかにきれいに靴を手入れするか」が、ポイントです。

自律神経が整う休日の過ごし方 Part3

自律神経の観点からは、きれいな水や緑がある空間はパワースポット。部屋に心地よく感じるものを取り入れると、自然と心が落ち着きます。

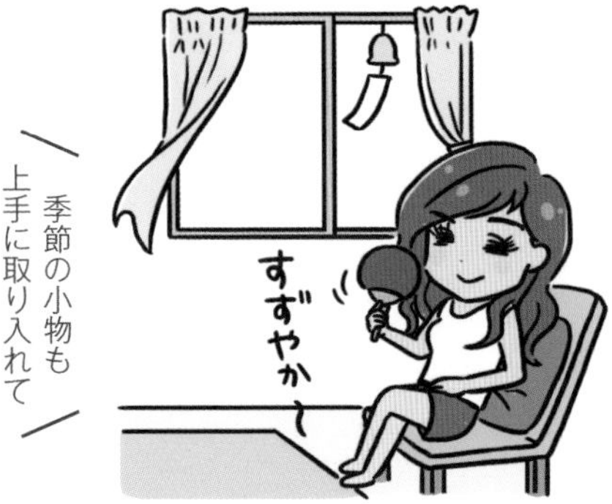
季節の小物も
上手に取り入れて
すずやか〜

その季節で心地よいと感じる色を上手に使う

グリーンやベージュなどの自然な色は、副交感神経の働きを高めてくれます。その季節に合った、心地よい色を取り入れることが大切です。

凛とした1輪挿しが元気と落ち着きを与えてくれる

花束もよいのですが、1輪挿しには、花の生命力を発する存在感があります。部屋に飾ると心が落ち着き、副交感神経の働きを高めてくれます。

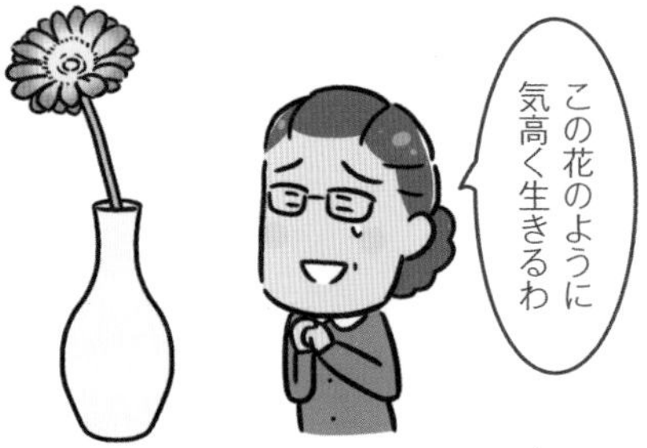
この花のように
気高く生きるわ

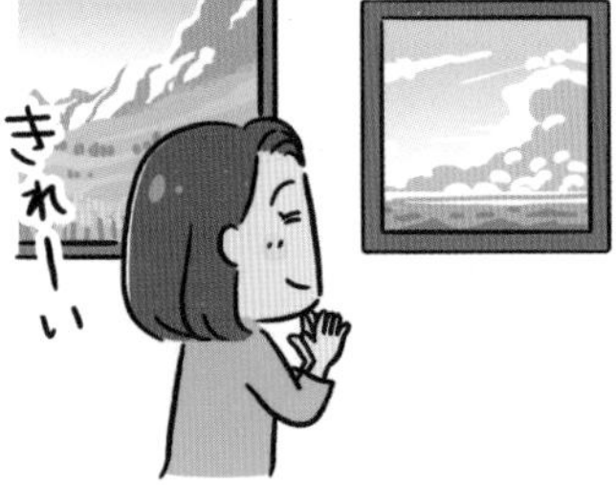
きれーい

美しい自然や愛する家族、心やすまる写真を飾る

目から入ってくる情報は、とても重要。自分が愛する家族や恋人の写真、美しい海や山の写真などは、見ているだけで心がやすまります。

自律神経が整う休日の過ごし方 Part4

いくつになっても人として成長し、若くしなやかな気持ちを持ち続けていたいもの。自分が輝き続けるために前向きに行動しましょう。

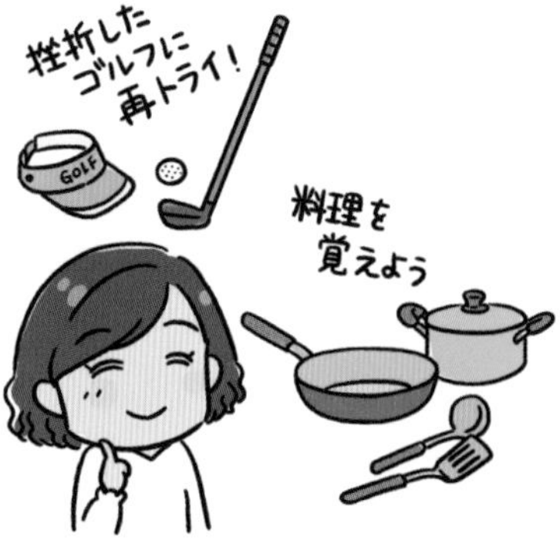
挫折した
ゴルフに
再トライ!
GOLF
料理を
覚えよう

いつでもフレッシュな気分で新しいコトを始める

人間は年をとるほど、時間が経つのを早く感じます。新しいこと、違うことを始めることで、若いころのような刺激を受け、心的時計を整えられます。

達成した自分を想像して未来日記を書く

今日の記録や明日の計画だけではなく、達成した状況を想像し、「～した」という完了形で、毎日、未来日記を書きましょう。自分の行動が変わります。

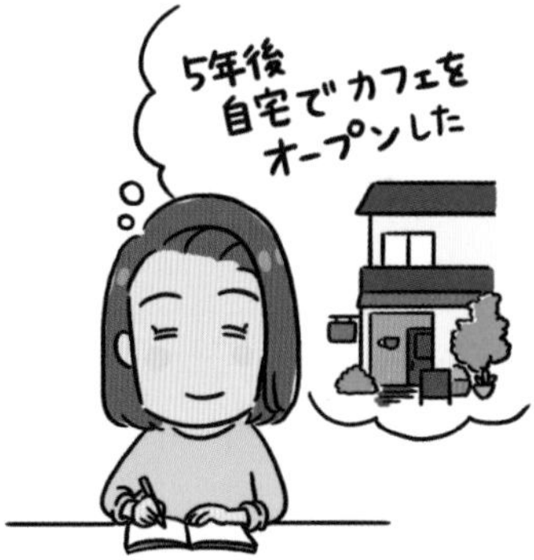
5年後
自宅でカフェを
オープンした

明日を書く「未来日記」と、５年後の長期的な「未来日記」も書いてみましょう。定期的に進捗を確認すれば、希望も叶いやすくなるはずです。

3章

自律神経を整える食事

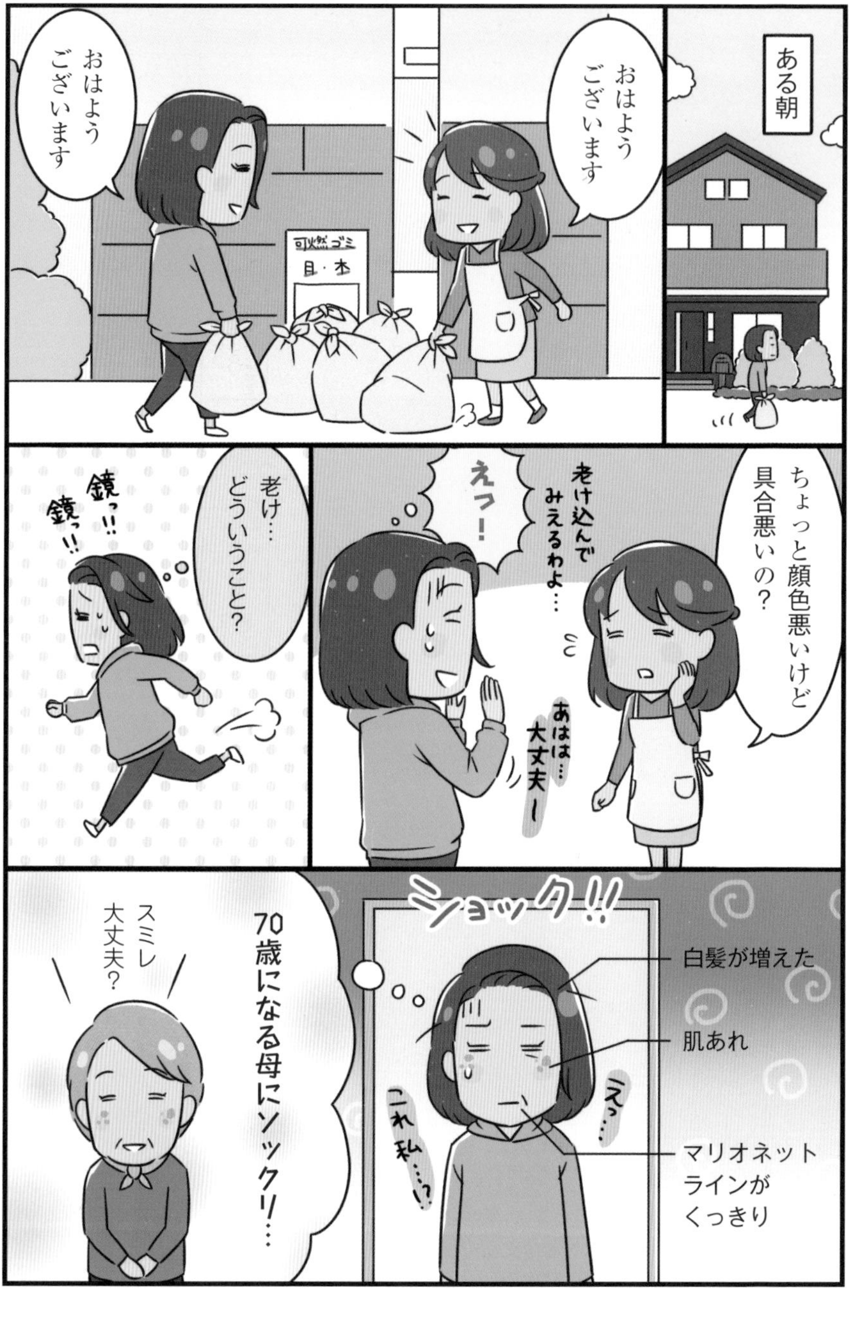

ある朝
おはよう
ございます
可燃ゴミ
月・木
おはよう
ございます
ちょっと顔色悪いけど
具合悪いの？
老け込んで
みえるわよ…
えっ！
あはは…
大丈夫ー
老け…
どういうこと？
鏡っ!!
鏡っ!!
ショック!!
白髪が増えた
肌あれ
マリオネット
ラインが
くっきり
えっ…
これ私…!?
70歳になる母にソックリ…
スミレ
大丈夫？

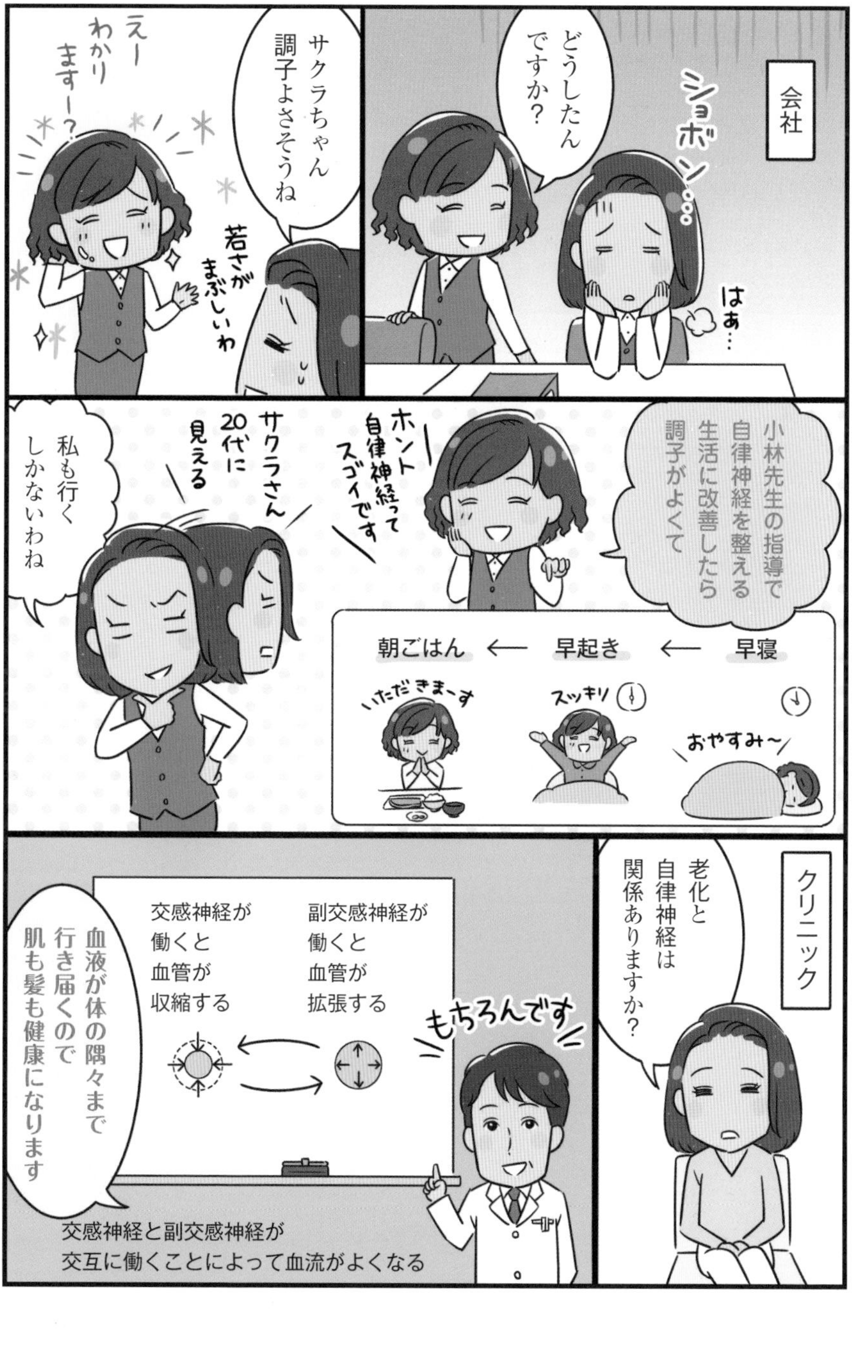
会社
ショボン…
どうしたんですか？
はぁ…
サクラちゃん調子よさそうね
えーわかりますー？
若さがまぶしいわ
小林先生の指導で自律神経を整える生活に改善したら調子がよくて
ホント自律神経ってスゴイです
サクラさん20代に見える
私も行くしかないわね
朝ごはん ← 早起き ← 早寝
いただきまーす
スッキリ
おやすみ～
クリニック
老化と自律神経は関係ありますか？
もちろんです
血液が体の隅々まで行き届くので肌も髪も健康になります
交感神経が働くと血管が収縮する
副交感神経が働くと血管が拡張する
交感神経と副交感神経が交互に働くことによって血流がよくなる

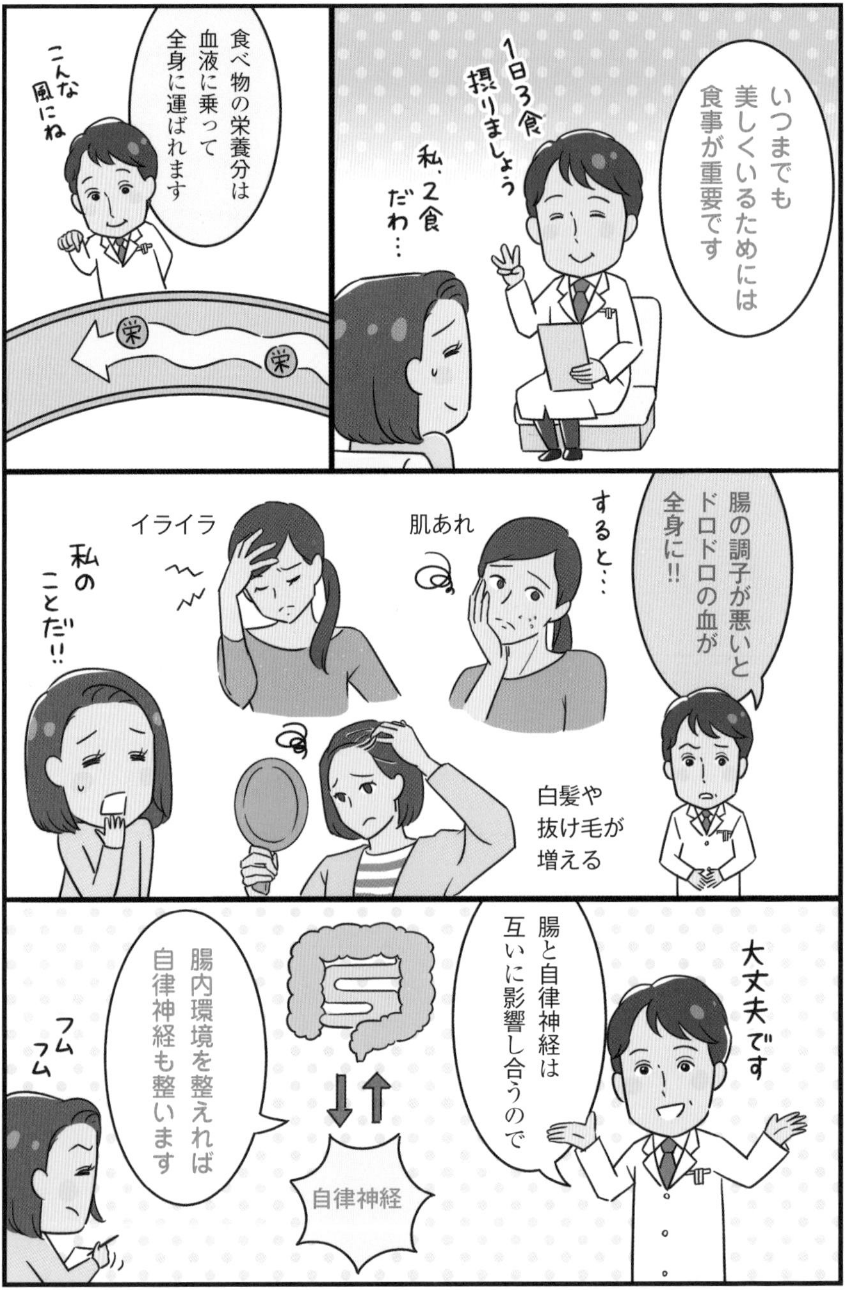
いつまでも美しくいるためには食事が重要です
1日3食摂りましょう
私、2食だわ…
食べ物の栄養分は血液に乗って全身に運ばれます
こんな風にね
栄
栄
腸の調子が悪いとドロドロの血が全身に!!
すると…
肌あれ
イライラ
白髪や抜け毛が増える
私のことだ!!
大丈夫です
腸と自律神経は互いに影響し合うので
自律神経
腸内環境を整えれば自律神経も整います
フムフム

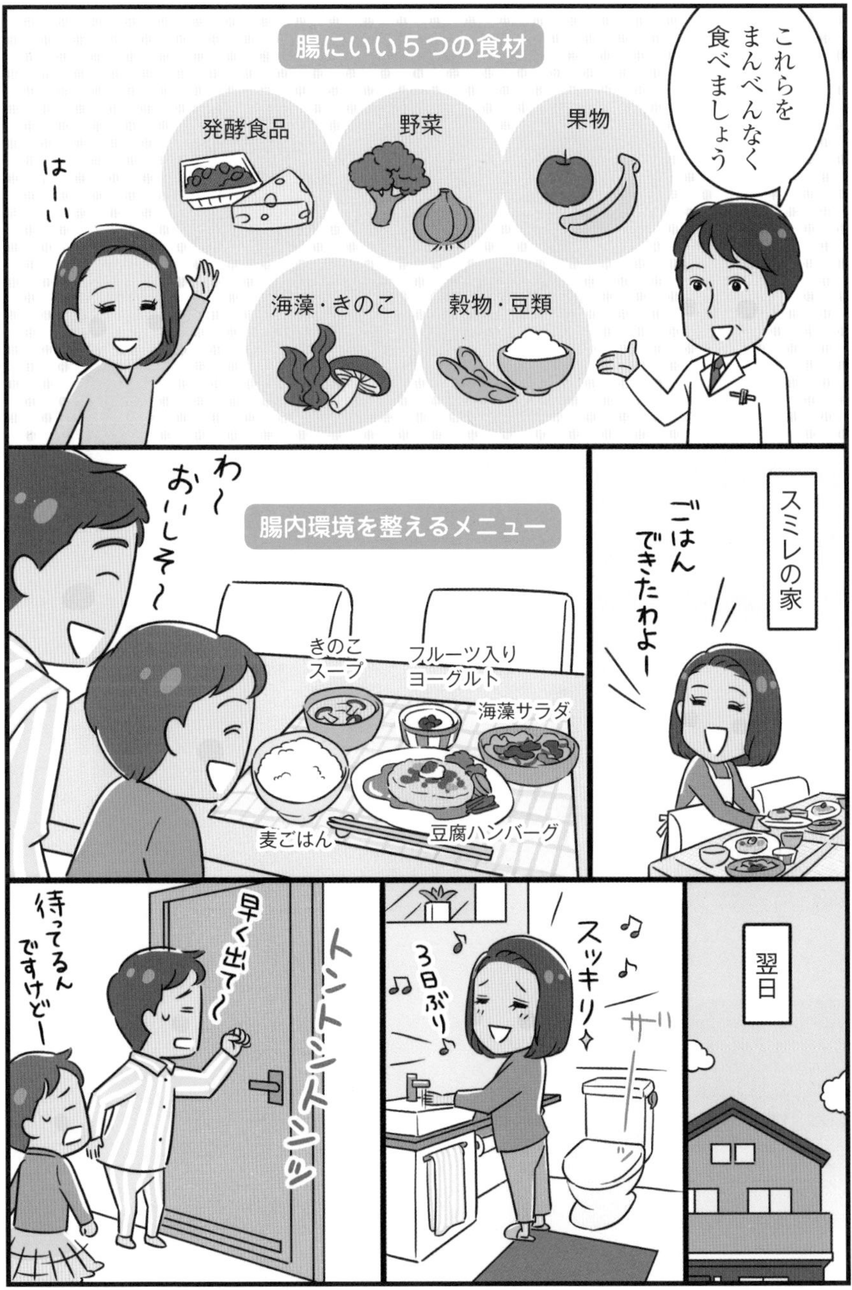
これらを
まんべんなく
食べましょう
腸にいい５つの食材
発酵食品
野菜
果物
海藻・きのこ
穀物・豆類
はーい
スミレの家
ごはん
できたわよー
腸内環境を整えるメニュー
わ〜
おいしそ〜
きのこスープ
フルーツ入りヨーグルト
海藻サラダ
麦ごはん
豆腐ハンバーグ
翌日
スッキリ
3日ぶり
トントントン
早く出て〜
待ってるんですけどー

腸を活性化して自律神経を整える

腸内環境と自律神経は互いに影響し合う

ストレスを感じ続けると、お腹の調子が悪くなることがあります。これは自律神経と腸内環境が互いに影響し合っているからです。

自律神経が乱れると腸内環境が悪化し便秘や下痢、老廃物の蓄積による不調が起こります。自律神経が整っていると便通もよく、代謝も活性化してきれいな肌を保つことができます。

一方、不規則な生活や便秘が続くなどで腸内環境が悪くなると、消化吸収に影響を与え、肥満、全身のだるさ、肌荒れをはじめ、イライラや気力の低下、疲れやうつ症状などを招き、自律神経のバランスを崩すことにつながります。

腸が整うと年齢より若くなる？

腸には、消化と排泄の働きのほか血液をつくり出すという役割もあります。腸内環境が整っていると、サラサラで質のよい血液をつくれるので、血流がアップし自律神経が安定します。

また、質のいい血液はスムーズに流れるので、全身に栄養を送り届けることができます。すると、肌や髪も健康になり、若々しく見えるようになります。

サラサラの血液をつくるためには、食事で腸内環境を整えることが重要です。食事の時間を変えるだけでも、腸の状態を改善できます。まずは朝昼夜の食事時間を見直しましょう。

腸が整う食事の回数やタイミング

規則正しい食生活をすることで腸内環境は整います。1日の食事の回数やタイミングを見直して、腸のための効果的な食習慣をつくりましょう。

食事＝腸への刺激と考えましょう

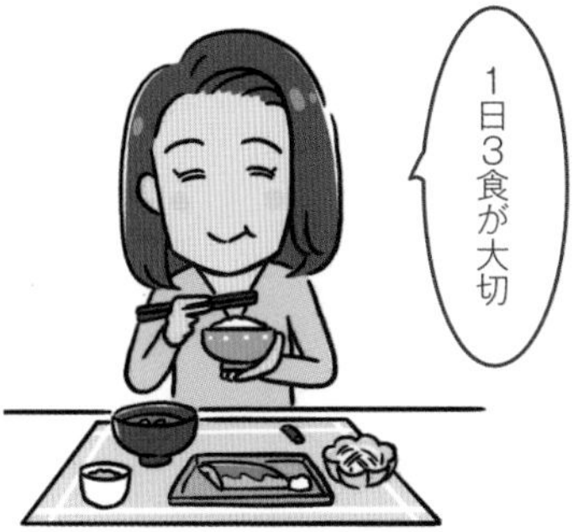
1日3食が大切

1日3回必ず食べることで腸を活性化する

食事は腸への刺激となり動きを活発にします。1、2回では刺激が足りず、始終食べると腸が疲弊します。適度な刺激と休息を得る1日3回が◎。

食事と食事の間隔は5～6時間あける

食べたものは6時間程度で完全に消化されるので、食事の間隔は6時間が理想。腸への負担を考えると、5時間はあけて食事を摂りましょう。

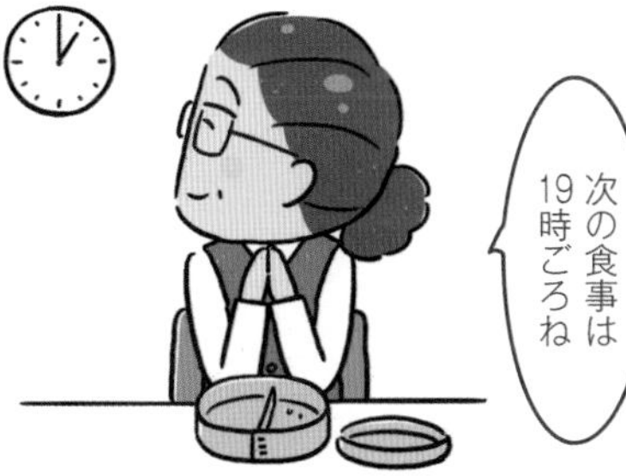
次の食事は19時ごろね

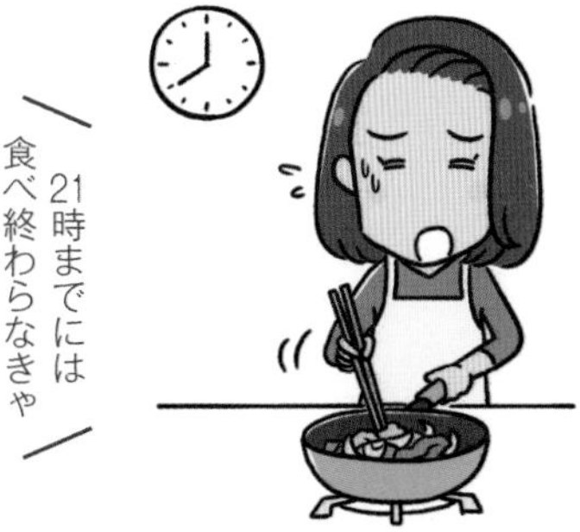
21時までには
食べ終わらなきゃ

夕食は就寝3時間前までに21時には食べ終わる

寝る直前の食事は胃に負担がかかるのでやめましょう。できれば21時まで、就寝の3時間前までに食べ終えるようにしたいものです。

食事の量は
朝4：昼2：夜4が理想

朝はしっかり食べ昼は軽めがポイント

腸を整えるには1日3回の規則正しい食事が必要ですが、特に朝食が重要。朝は副交感神経が優位になっているので、朝食で活動モードにチェンジするための刺激を与えます。

朝食を摂ると、交感神経が働きだし、腸も活動を始めます。それにより消化吸収や老廃物の排出もスムーズに行えるようになります。朝食をしっかり食べることで体温も上がり、噛むことで脳も刺激され、日中のパフォーマンスがぐんとアップします。

食事の量は、朝はしっかり昼は軽めに、が理想。3食の食事量は朝4対昼2対夜4に、難しければ、朝4対昼3対夜3を目指して。朝食を食べていないからと昼食をたくさん食べてカバーしようというのは意味がありません。それくらい朝食は大切です。

腸のゴールデンタイムを活用して、心地よい睡眠を

食後3時間は胃腸が活性化され副交感神経の働きが高まる時間。特に夕食後は最も副交感神経が優位になり消化吸収が盛んになる「腸のゴールデンタイム」です。この時間に入浴やストレッチでリラックスして過ごすと自律神経が安定し心地よい睡眠へつながります。

食後すぐに寝てしまうと自律神経が乱れ睡眠の質が下がります。消化も不十分で、翌朝の体調不良を招く原因に。

食べ方のコツ

食べたものをきちんと消化吸収するには、食べ方にコツがあります。長生きにもつながるのでぜひ実践しましょう。

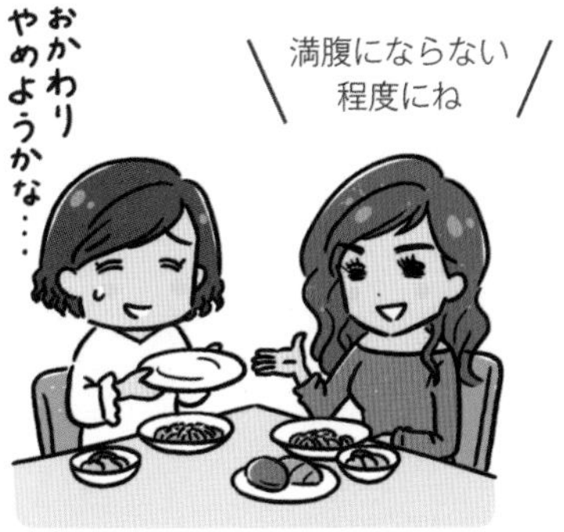
おかわり
やめようかな…
満腹にならない
程度にね

好きなものを腹7分目の量で

食事は好きなものを楽しみながら腹7分目で摂るのがベスト。好きでないものを無理に食べると、きちんと吸収されず脂肪として蓄積されます。

コップ1杯の水でランチ後も眠くならない

食前に水を飲んで、ゆっくりよく噛み、量も控えめにすると、自律神経の急転換をおさえられ、食後に眠くなることを防ぎます。

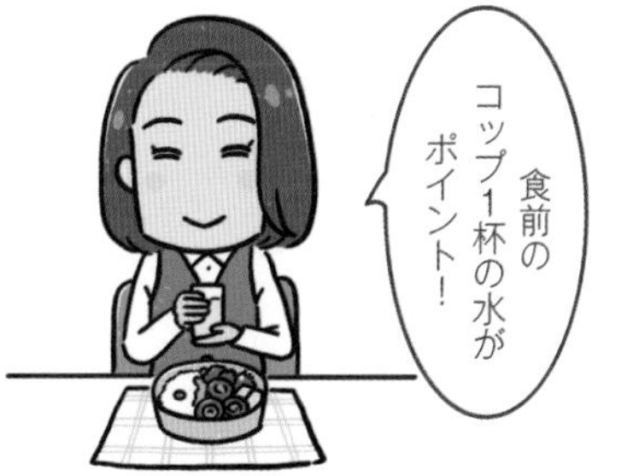
食前のコップ1杯の水がポイント!

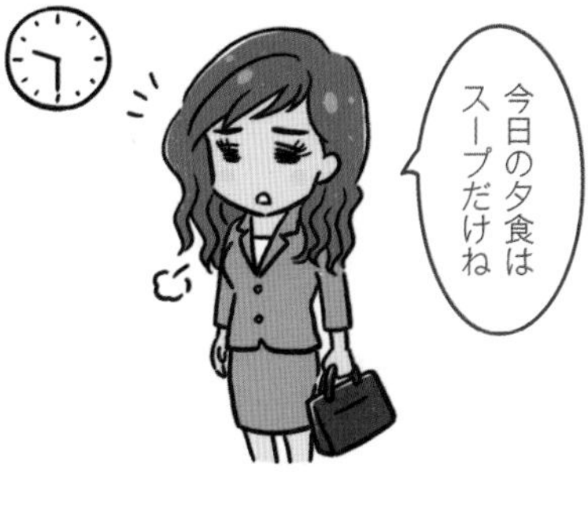
今日の夕食はスープだけね

夕食が21時を過ぎるときは消化のいいものを軽めに

寝る直前にしか夕食が摂れない場合は、消化のいいものを選びましょう。量も普段の半分以下を目安にし、腸の負担を減らします。

リズムよく噛んで腸と自律神経を整える

噛むペースは1分間に80回が理想

噛むことは自分の意思でできる消化活動ですが、自律神経の働きにも関係しています。一定のリズムで噛むことで自律神経のバランスが整い、血行もよくなります。また、腸の働きも活性化され、質のよい血液を全身に送ることができます。

理想は1分間に80回のペースで噛むこと。意識しすぎるとストレスになるので、自分が心地いいと感じるペースで大丈夫。自律神経のバランスを考えるなら、朝は少し早く噛んで交感神経の働きを高め、夜は快適な睡眠へ誘うために少しゆっくり噛み、副交感神経の働きを高めましょう。難しければ、最初の3分だけでも効果を期待できます。

リズムよく噛むと様々な健康効果が！

リズムよく噛むメリットはほかにもたくさんあります。注目したいのは、免疫力のアップ。噛むと唾液が増え、唾液に含まれる抗ウイルス・抗菌成分が増えて免疫力を高めます。噛むことは、かぜ、インフルエンザ、新型コロナウイルスなどの感染予防に効果をもたらすのです。

ストレスの軽減にも効果を発揮します。ストレスがかかると体が緊張し、交感神経が優位になります。噛むことで顔の筋肉がほぐれると副交感神経が働きやすくなり自律神経が整い、自然に心も安定します。また、よく噛むと血糖値の上昇を緩やかになり、満腹感も得やすいため、食べすぎの予防もできます。

よく噛むことで得られる主な効果

誰でもできる「噛む」ということに意識を向けると、様々なうれしい効果があります。次の食事から始めましょう。

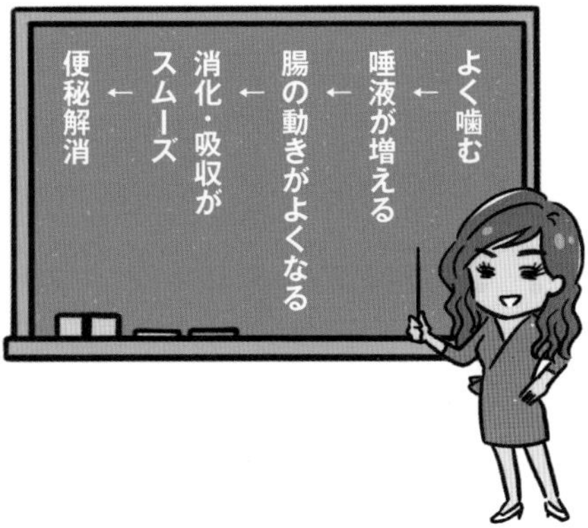
よく噛む
←
唾液が増える
←
腸の動きがよくなる
←
消化・吸収が
スムーズ
←
便秘解消

胃腸のストレスを減らして腸内環境を改善する

唾液や消化酵素の分泌を促すので、胃腸へのストレスが軽減します。腸の動きが活性化して消化吸収がスムーズになり、腸内環境が改善されます。

ミント味のガムで手軽に免疫力アップ

ミント味のガムを噛むと唾液の量が格段に増え、IgAという免疫物質の分泌増加率がアップするといわれています。

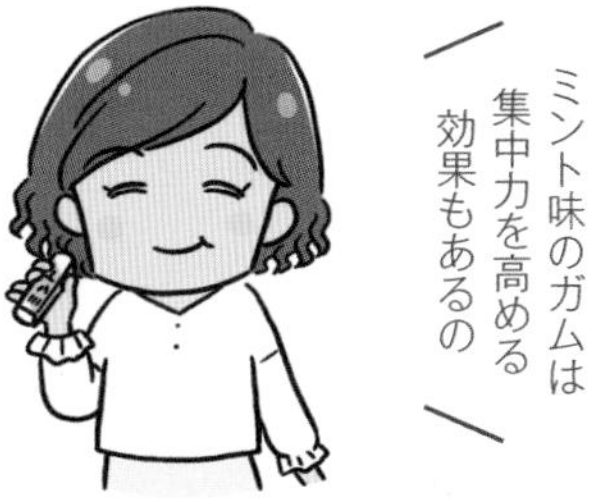
ミント味のガムは
集中力を高める
効果もあるの

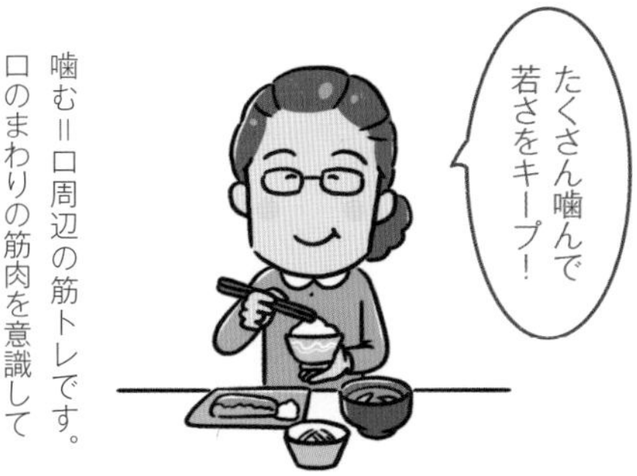
たくさん噛んで
若さをキープ！
噛む＝口周辺の筋トレです。
口のまわりの筋肉を意識して

表情筋を鍛えてアンチエイジング

噛むことは、表情筋の刺激になり、血流も促します。さらにフェイスラインを引き締め、ほうれい線を目立たなくする効果も期待できます。

腸年齢チェックシート

便から腸年齢を調べることができます。次の１～７の設問に対して、もっとも自分に近い選択肢を選び、設問の後にある「腸年齢採点表」にチェックします。
トータルのポイントを実年齢に加えたものが腸年齢です。

1.便の色は？

Ⓐ 黄土色
Ⓑ 茶色～こげ茶
Ⓒ 黒に近い茶色

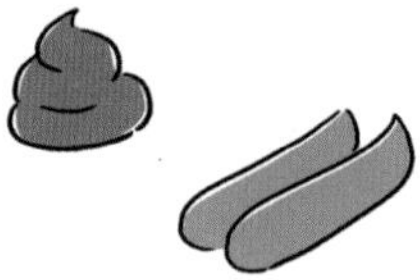

2.便意は？

Ⓐ いつも強く感じる
Ⓑ 強くはないが感じる
Ⓒ 感じないことが多い

3. １週間に便が出る回数は？

Ⓐ ほぼ毎日
Ⓑ ３～５回
Ⓒ ２回以下

4.トイレに入ってから便が出るまでの時間は？

Ⓐ １分以内
Ⓑ １～３分
Ⓒ ３分以上

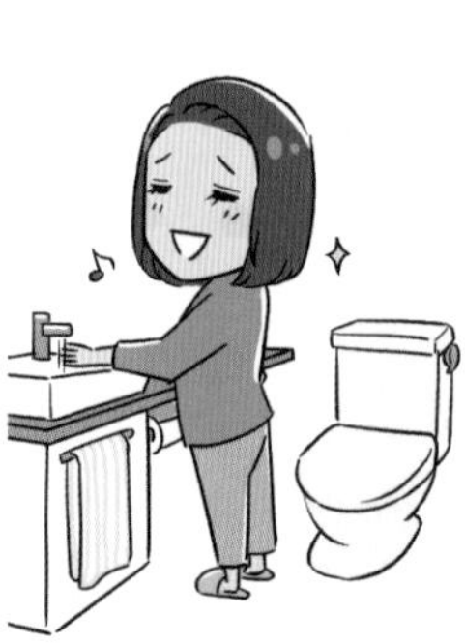

5. 便が出る時間帯は？

Ⓐ 毎日同じ時間帯
Ⓑ ほぼ決まった時間帯
Ⓒ バラバラで不規則

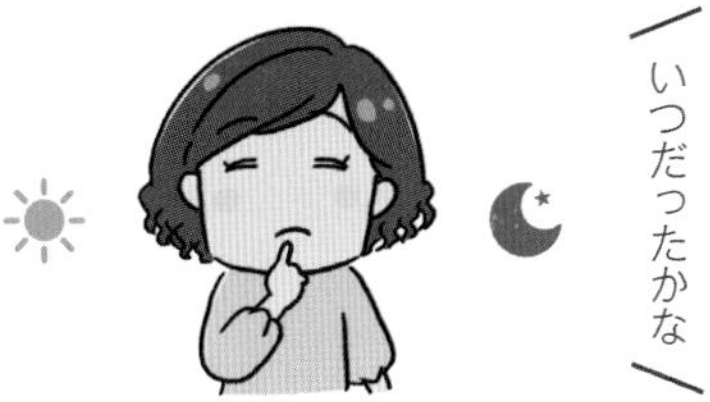

6. 便をした後、残便感は？

Ⓐ ない
Ⓑ 時々ある
Ⓒ よくある

7. 便が臭いと感じることはありますか？

Ⓐ 臭くない
Ⓑ 時々臭い
Ⓒ いつも臭い

診断

「A」は－１点、「B」は０点、「C」は３点で計算し、合計を右の式に入れます。

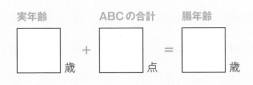

実年齢 □ 歳 ＋ ABCの合計 □ 点 ＝ 腸年齢 □ 歳

腸年齢が実年齢よりも…

若い	５歳以上	６歳以上	９歳以上
健康な腸です	正常の範囲内	要注意	生活習慣の見直しが必要

自律神経を整える食材①
腸を整える／発酵食品

発酵食品に含まれる菌の力で腸内を活性化

発酵食品には腸を元気にする様々な菌が生きています。ヨーグルトにはビフィズス菌、チーズやキムチには乳酸菌、みそには麹菌などがいます。

乳酸菌やビフィズス菌は腸内の善玉菌のエサになるので、毎日摂り続けることで悪玉菌が増えるのを防ぎます。

腸内環境が整うと、老廃物をため込みにくい代謝のいい体にしてくれるというメリットも期待できます。

発酵食品は様々な種類があるので、毎回の食事に取り入れましょう。

おすすめ食材

みそ

ゆでた大豆を麹で発酵させたみそに含まれる麹菌は酵素を生み出します。また、大豆はオリゴ糖がたっぷり。どちらも腸の働きを助けてくれます。

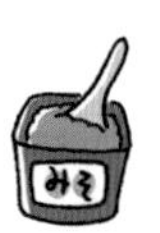

ぬか漬け

ぬか床には、植物性乳酸菌やビフィズス菌、ビタミンBが含まれているので、ぬか漬けにした野菜は、生野菜の数倍も栄養価が高くなります。毎日、食卓へ並べましょう。

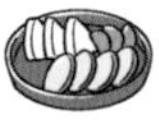

キムチ

生きたまま腸に届く乳酸菌がたっぷり入ったキムチは、腸内を酸性に保ち、善玉菌が暮らしやすい環境を整えます。食物繊維も豊富なので便秘解消にも効果的。

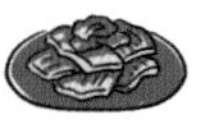

甘酒

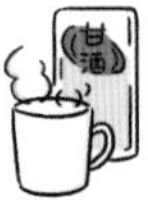

甘酒は米麹や酒粕でつくられたものがあり、発酵させた米麹でつくられたものはアルコール分が0％で、麹菌やオリゴ糖、食物繊維、ビタミンB群が豊富です。

麹

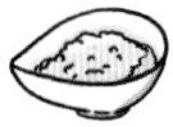

麹は蒸した穀物に麹菌をつけて繁殖させたもの。多くの酵素が含まれ、ビタミン類を生成する働きや一緒に摂った食べものの消化吸収をサポートする働きがあります。

チーズ

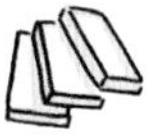

乳酸菌のかたまりともいえるチーズ。腸への効果を発揮しやすいのはカッテージチーズやモッツアレラ、クリームチーズなどの加熱していないフレッシュチーズです。

ヨーグルト

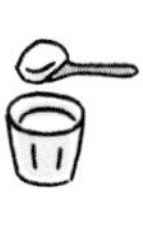

乳酸菌やビフィズス菌、ガセリ菌など、様々な菌が含まれるヨーグルト。吸収力もよくカルシウムも豊富です。体に合うものを選んで毎日食べましょう。

ヨーグルトは2週間ずつ試して選ぶ

ヨーグルトは商品によって含まれている菌が違うので、まずは好みのものを2週間食べ続け便通や便の質など、効果の確認を。効果があまりなければ別の商品に変えて試し、自分に合ったものを見つけましょう。

マイタケのチーズスープ

乳酸菌の多いクリームチーズを加えてまろやかさをアップ。

材料（2人分）

ハム…2枚
マイタケ…1/2袋
クリームチーズ…60g
水…1/2カップ
バター…5g
牛乳…1カップ
顆粒スープの素…小さじ1
塩・こしょう…各適量

作り方

❶ 鍋にバターを熱し、小房にしたマイタケを炒め、細切りにしたハムも加えて炒めます。

❷ ①に水と顆粒スープの素を加えて2～3分煮ます。

❸ クリームチーズと牛乳を加え、沸騰しない程度の火加減で2～3分煮て、塩、こしょうで味を調えます。

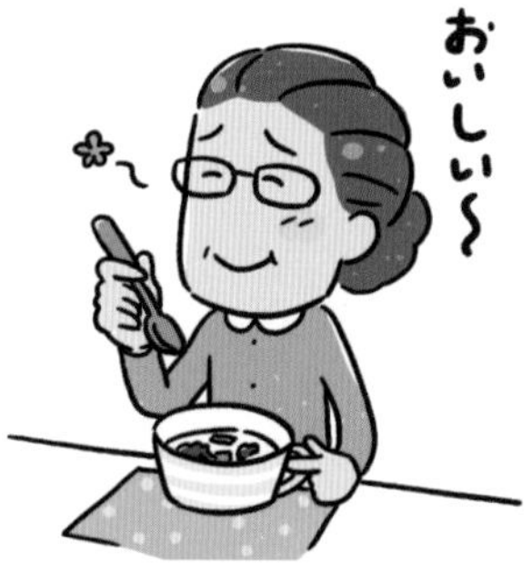

おいしい〜

チーズでコクがアップ！

長いものキムチ和え

消化酵素を含む長いもを、乳酸菌とビタミンB群が多いキムチで和えて。

材料（2人分）

長いも…200g
白菜キムチ…50g
梅干し…1個

作り方

❶ 長いもはポリ袋に入れてすりこ木などで叩き、食べやすく割ってボウルに入れます。

❷ キムチはざく切りに、梅干しは種を除いて包丁で叩き、①と混ぜます。

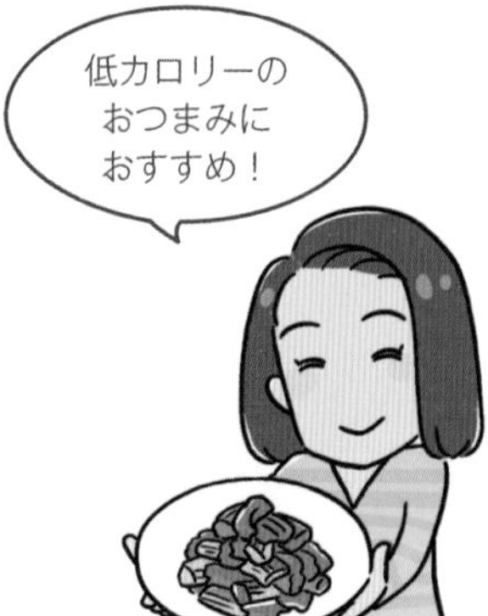

低カロリーの
おつまみに
おすすめ！

ニンジンのヨーグルトみそ漬け

ヨーグルトとみそ、ダブルの発酵食品で効果をアップ。

材料（2人分）

ニンジン…1本
塩…少々
A［みそ…大さじ2
　 プレーンヨーグルト…大さじ3

作り方

❶ ニンジンはスティック状に切り、塩をふって5分ほどなじませ、水けをふきとります。

❷ 袋にAを入れてよく混ぜ、①を入れてなじませたら、冷蔵庫で一晩漬けます。

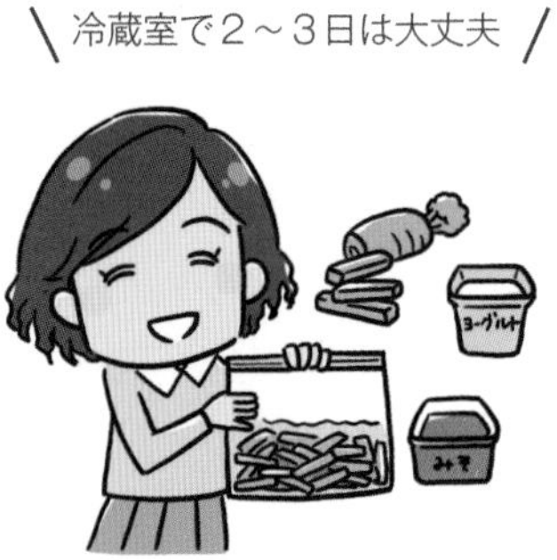
冷蔵室で2～3日は大丈夫

甘酒のホットスムージー

甘酒は美腸効果がバツグン。食物繊維豊富な野菜を加えて便秘解消に。

材料（2人分）

甘酒…1カップ
レンコン…100g
ショウガ…1片

作り方

❶ レンコンは適当な大きさに切り、ショウガは薄切りにします。

❷ ①と甘酒をミキサーで混ぜます。

❸ 鍋に移して温めます。好みで甘味（オリゴ糖やハチミツ、きび糖など）を大さじ2加えます。

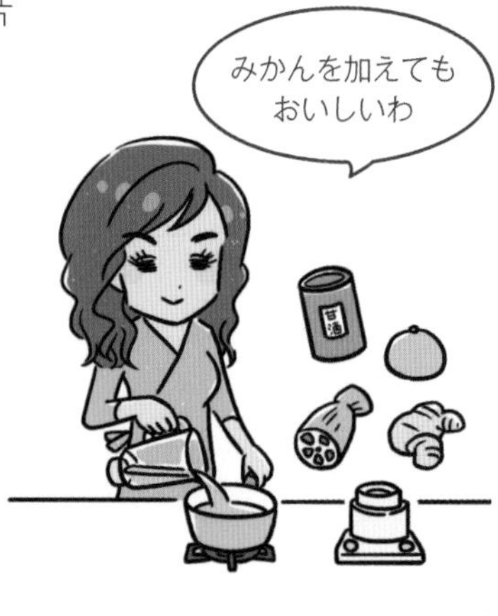
みかんを加えても
おいしいわ

ピーチヨーグルトシャーベット

大きさの違う2つのジッパー付き保存袋でつくる冷たいデザート。

材料（4人分）

白桃（缶詰）…200g

A
- 氷…1kg
- 塩…大さじ8

B
- プレーンヨーグルト…70g
- 牛乳…70mℓ
- ハチミツ…10g
- 白桃（缶詰）のシロップ…大さじ2

作り方

❶ 白桃とBをミキサーで混ぜて、小さめの保存袋に入れ、ジッパーをしめます。

❷ 大きめの保存袋にAを入れて混ぜたら、その中に①を入れてジッパーをしめます。

❸ ②を7～10分振り、好みの固さになったら完成です。

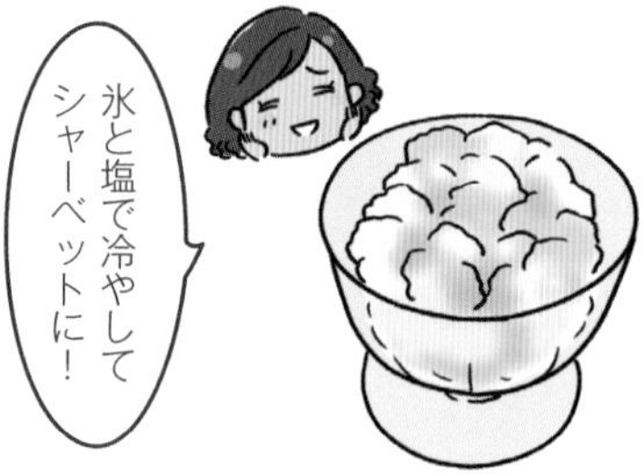
氷と塩で冷やしてシャーベットに！

塩麹ナムル

レンジで味がすぐなじむ、簡単なナムル。

材料（2人分）

塩麹…大さじ1と1/2　ニンジン…1/2本　おろしニンニク…小さじ1
ほうれん草…1/2束　しめじ…1カップ　ゴマ油…大さじ1/2

作り方

❶ ほうれん草は3cmの長さ、ニンジンは千切りにし、しめじはほぐします。

❷ 耐熱ボウルに①と塩麹、ゴマ油、ニンニクを入れて混ぜ、ラップをふんわりかけてレンジで4分加熱し、その後1分おきます。

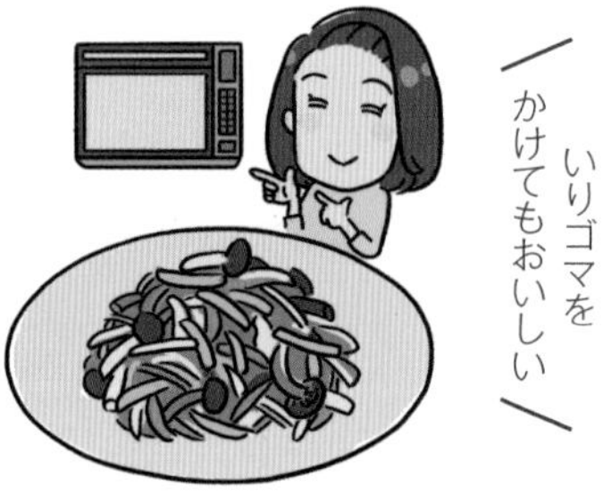
いりゴマをかけてもおいしい

キムチチゲ

キムチとみその発酵食品どうしのおいしい組み合わせ。

材料（4人分）
豚肉…150g　長ネギ…10cm　みそ…大さじ2
木綿豆腐…1/2丁　白菜キムチ…200g　だし汁…3カップ
ゴマ油…大さじ1

作り方
❶ 豆腐はひと口大に、長ネギは小口切り、豚肉、キムチは1cm幅に切ります。
❷ 鍋にゴマ油を熱し、豚肉を炒めます。肉の色が変わったら、キムチを加えてさらに炒め、だし汁を注いで、10分煮ます。
❸ みそを溶き入れ、豆腐、長ネギを加えます。

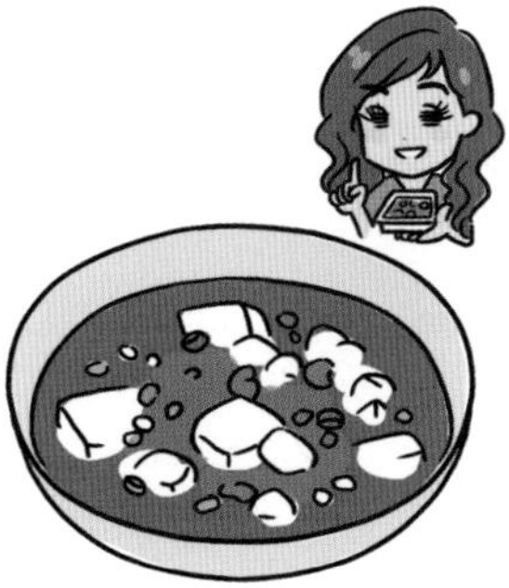

納豆を加えてもおいしい

納豆の梅シソ巻き

納豆を青シソとのりで巻いたお手軽なひと品。

材料（2人分）
納豆…2パック　しょうゆ…小さじ2
梅干し…1個
青シソ、焼き海苔…適量

作り方
❶ 梅干しはタネを除き、包丁で叩いてペースト状にします。
❷ 小さめの縦長に切った焼き海苔に縦半分に切った青シソを重ね、①をのせ、しょうゆと混ぜた納豆をくるりと巻きます。

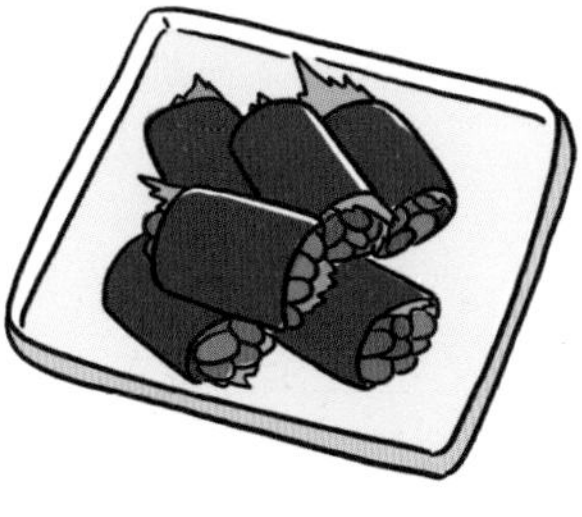

おつまみにおすすめ！

自律神経を整える食材②
腸を整える／果物

食物繊維、ミネラル、フィトケミカルが豊富な果物

果物に豊富に含まれる「オリゴ糖」は善玉菌のエサとなり、善玉菌を増やして腸内環境を整えます。腸の動きを活発にするので便秘解消にも効果的。特にバナナやりんごなどに多く含まれています。

果物は美容のためにも、こまめに取り入れたい食材。ビタミンやカリウム、食物繊維などの栄養素が豊富で、抗酸化作用がある「フィトケミカル」も摂れます。

一般的な食材は2～4時間かけて胃から腸に届きますが、果物はわずか20～40分ほどで腸まで届きます。吸収が早く、すぐにエネルギー源となるので、朝摂るのがおすすめです。

おすすめ食材

バナナ

素早くエネルギー源になり、オリゴ糖もたっぷり。カリウムやマグネシウム、ビタミンB群、食物繊維が豊富で、抗酸化作用もあり、免疫力を高める効果も期待できます。

オレンジ

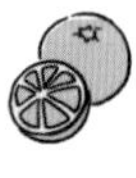

ビタミンCがたっぷり含まれるオレンジ。特にオレンジ色素に含まれるβ-クリプトキサンチンには、強い抗酸化効果があります。生活習慣病の予防にも有効です。

グレープフルーツ

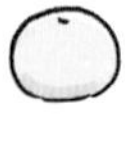

便通の改善を促す水溶性食物繊維のペクチンをたっぷり含みます。血流をアップするリモネンや新陳代謝をよくし疲労回復に役立つクエン酸も豊富です。

レモン

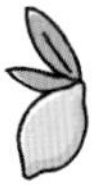

ビタミンCの多さはトップクラス。果肉や果皮まで食べると食物繊維も摂ることができます。豊富に含まれるクエン酸は、ミネラルの吸収を促進し、疲労回復にも有効。

いちご

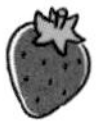

ビタミンC、葉酸、食物繊維が豊富。赤い色素は抗酸化成分のアントシアニンです。ペクチンと呼ばれる水溶性食物繊維も豊富で腸内環境の改善に役立ちます。

ブルーベリー

水溶性植物繊維のペクチンや抗酸化作用の高い赤紫の色素アントシアニンを多く含みます。ビタミン類やミネラル類も豊富で栄養価が高い果物です。

キウイフルーツ

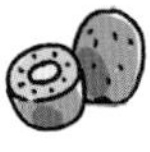

水溶性と不溶性の両方の食物繊維を含み、腸内環境を整えます。さらに整腸効果や健康維持に役立つ酪酸を増やす効果もあります。ほかにもビタミンCや葉酸なども豊富。

りんご

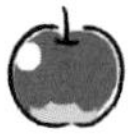

水溶性食物繊維のペクチンが豊富なので、下痢や便秘対策におすすめ。カリウム、ビタミンC、皮にはりんごポリフェノールが含まれているので、皮ごと食べるのが◎。

アボカドとグレープフルーツのサラダ

グレープフルーツの美肌効果もうれしい。

材料（2人分）

アボカド…1個
グレープフルーツ…1個

A
- 白ワインビネガー（または酢）・オリーブオイル…各大さじ1
- 粒マスタード…小さじ1
- 塩・黒こしょう…各少々

作り方

❶ グレープフルーツを房から出します。アボカドは大きめのひと口大に切ります。

❷ ボウルにAを入れて混ぜ合わせ、①を加えて和えます。

❸ 冷蔵室でしっかり冷やします。

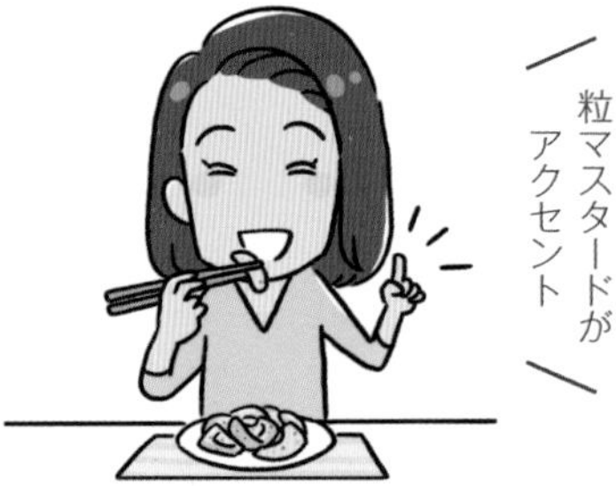

バナナコーヒージュース

コーヒーの苦みがアクセント！朝のエネルギー源におすすめ。

材料（2人分）

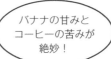

バナナ…4本
インスタントコーヒー…小さじ1
牛乳…1カップ

作り方

❶ 皮をむいたバナナとインスタントコーヒーをボウルに入れて、泡立て器をバナナに押し当てるようにして粗くつぶします。

❷ とろりとしてきたらペースト状になるまで混ぜます。

❸ 牛乳を加えてよく混ぜ合わせます。

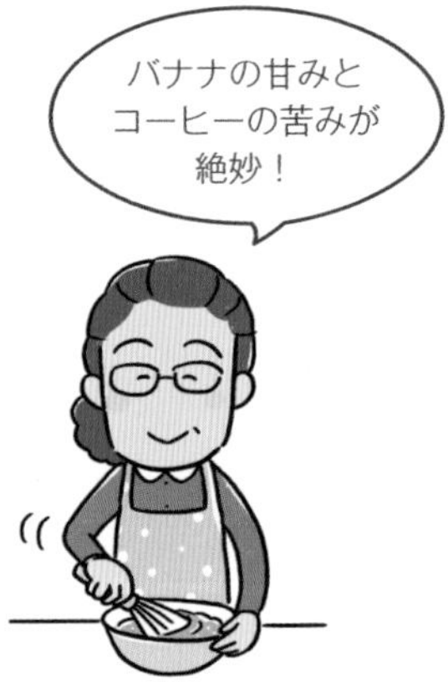

いちごのチーズロールサンドイッチ

いちごとクリームチーズの相性も抜群。

材料（2～3人分）
食パン（サンドイッチ用・12枚切り）…6枚
クリームチーズ…50g
いちご…6粒
A ［砂糖…大さじ1
　 レモン汁…小さじ1

作り方
❶ クリームチーズは常温に戻し、いちごはヘタを取って4つ割りにします。
❷ ボウルにクリームチーズ、Aを入れ、なめらかになるまで混ぜ、パンの片面に塗ります。
❸ ラップに②を置き、手前にいちごを並べます。いちごを軽く押さえながら手前から巻いて、そのままラップで包み10分ほどおきます。

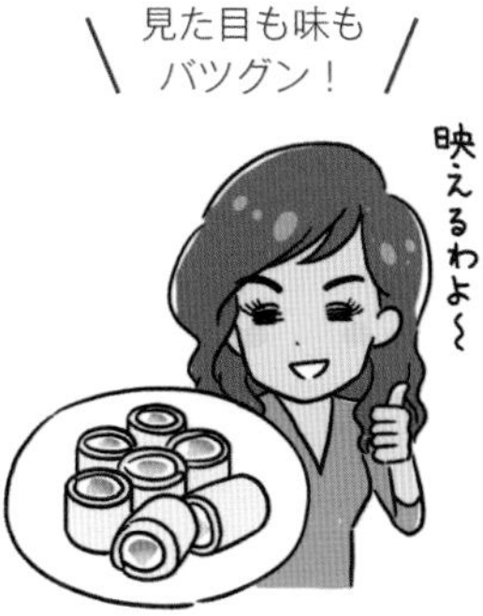
見た目も味も
バツグン！
映えるわよ～

りんごとニンジンのジュース

食物繊維たっぷりのお腹にやさしいジュース。

材料（2人分）
りんご…1/2個
ニンジン…1本（100g）
オリーブオイル…小さじ1
水…1カップ
オリゴ糖…大さじ2

作り方
❶ ニンジンとりんごはひと口大に切ります。
❷ ①とオリーブオイル、水、オリゴ糖を入れてミキサーで混ぜます。

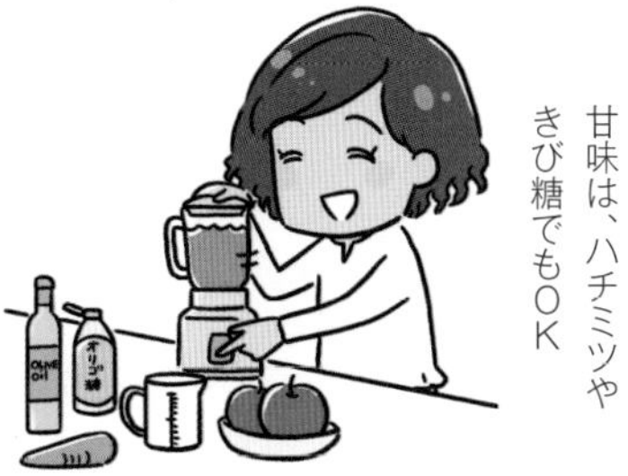
甘味は、ハチミツやきび糖でもOK

自律神経を整える食材③
腸を整える／穀物

精製度の低い穀類には、食物繊維がたっぷり

玄米や雑穀などの穀類には不溶性の食物繊維が豊富です。不溶性の食物繊維は水分を吸収して膨らむことで便のカサを増やして腸のぜん動運動を促し、便通を改善してくれる効果があります。便が腸内を通過する時間の短縮にもつながり、デトックス効果も期待できます。

また、もち麦には水溶性食物繊維も豊富なので、善玉菌のエサとなり腸内環境を整えます。

ごはんは、白米より玄米、もしくは雑穀やもち麦を混ぜたごはんに替えてみましょう。そのほかにも雑穀やもち麦は、様々な料理にトッピングしたり、混ぜ込んだりして手軽に食べることもできます。

おすすめ食材

玄米

不溶性食物繊維やビタミンB_1が白米の約10倍といわれる玄米。ビタミンE、カリウム、マグネシウムなどのミネラルも豊富。白米と玄米を混ぜて炊くと食べやすい。

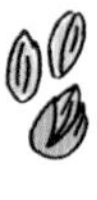

雑穀

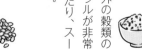

あわ、きび、ひえ、麦などの、米以外の穀類のこと。食物繊維やビタミン、ミネラルが非常に豊富。ごはんと一緒に炊きこんだり、スープやおかずに混ぜて摂りましょう。

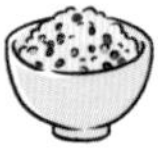

もち麦

大麦のもち性のものがもち麦。食物繊維やミネラルが豊富に含まれます。水分を吸って膨らみ、満腹感が続くため、食べすぎや間食の防止にもおすすめです。

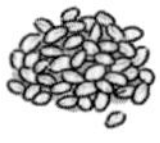

雑穀入りミネストローネ

野菜たっぷりのミネストローネに、雑穀を取り入れて快腸に。

材料（2人分）
雑穀…大さじ2
キャベツ、タマネギ、ニンジンなどの野菜…合計200g
A　トマトジュース…200mℓ
　　コンソメの素…小さじ1
　　水…2カップ
塩…小さじ1/2
こしょう…少々

作り方
❶ 野菜は1cm角の大きさにそろえて切ります。雑穀はさっと洗います。
❷ 鍋に①、Aを入れてフタをして強火にかけます。煮立ったら弱火にして15分、煮ます。
❸ 塩、こしょうで味をととのえます。

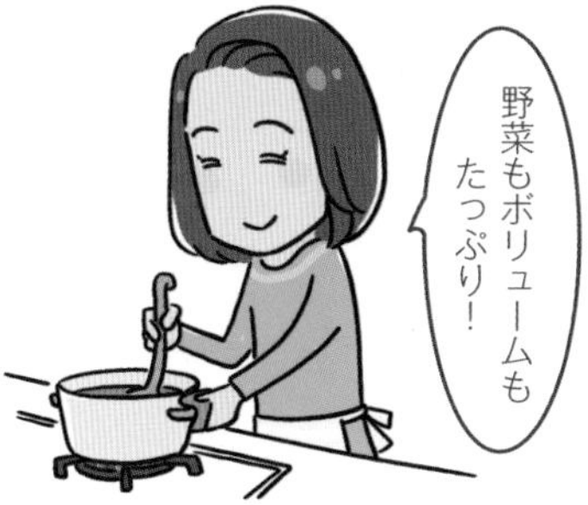
野菜もボリュームも
たっぷり!

ゆでもち麦

いろんな料理にアレンジ可能！

材料（作りやすい分量）
もち麦…300g

作り方
❶ 鍋にたっぷりの湯を沸かし、もち麦を入れ約15分ゆでます。
❷ ザルに上げて流水でぬめりを取り、水けをきります。

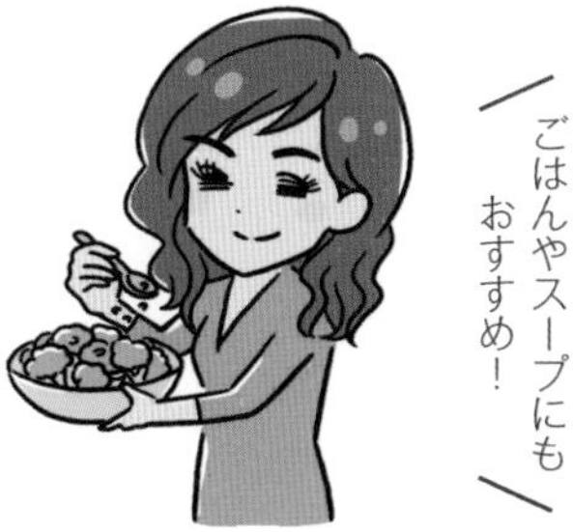
ごはんやスープにも
おすすめ!
お好みでサラダ、炒め物、和えものに混ぜて

保存容器に入れて冷蔵室で4～5日保存可能。冷凍の場合は、薄く広げて冷凍用保存袋に入れ、約3週間、保存できます。

自律神経を整える食材④

腸を整える／豆類

手軽に使える豆には健康パワーがあふれてる

豆類には大きく分けて糖質の多いデンプン質のものと高たんぱくのものがあります。どちらも不溶性食物繊維を豊富に含み、腸の働きを活発にして老廃物を排出する働きがあります。低脂質で低カロリー、良質なたんぱく質を含み、ビタミンやミネラルなどの栄養素も豊富です。ポリフェノールも含むので抗酸化作用や血圧を整える作用もあります。

缶詰や乾物、冷凍のものなど、保存性にすぐれ、手軽に使えるので、サラダやスープをはじめ、様々な料理に加えると栄養価が格段にアップします。

おすすめ食材

枝豆

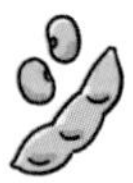

大豆の若い実が枝豆。食物繊維のほか、たんぱく質、ビタミン類、カルシウムが含まれ、腸をきれいにするほか、体の成長促進や貧血の予防にも効果があります。

ミックスビーンズ

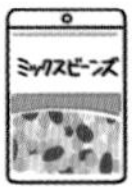

ひよこ豆、赤いんげん豆、青えんどう豆などがミックスされたもので、食物繊維、ビタミン類やカリウムやカルシウムなどのミネラルが豊富。料理に手軽に使えます。

納豆

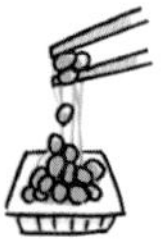

たんぱく質、脂質、炭水化物、ビタミン、ミネラル、水溶性と不溶性の食物繊維をバランスよく含みます。納豆菌で発酵させた食品なので整腸作用が抜群。

油揚げの納豆詰め焼き

油揚げと納豆で大豆パワーをたっぷり発揮！

材料（2人分）

納豆…2パック　タマネギ…1/8個　マヨネーズ…大さじ1/2
油揚げ…2枚　納豆添付のたれ…1パック分

作り方

❶ 油揚げはキッチンペーパーで余分な油をとり、横半分に切って袋状に開きます。タマネギは薄切りにします。

❷ ボウルに納豆、たれを入れて混ぜ、タマネギ、マヨネーズを加えて混ぜたら①に等分に詰め、平たくします。

❸ フライパンを中火で熱し②を並べ、フタをして2～3分焼きます。裏返し、フタを外して2～3分焼きます。

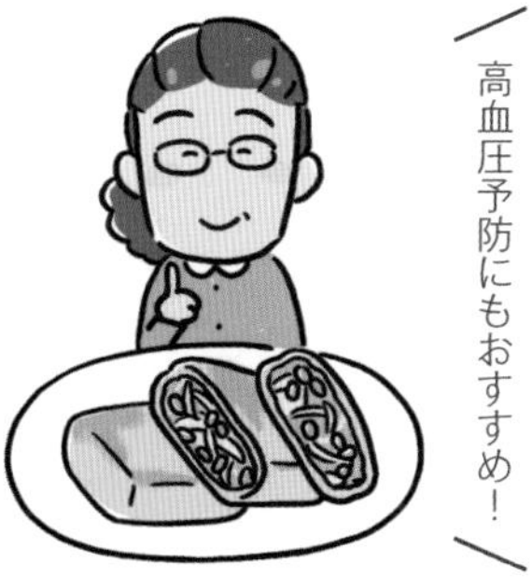
高血圧予防にもおすすめ！

枝豆とハムのサルサ

たんぱく質や野菜も摂れるバランスのいい副菜。

材料（2人分）

ハム…2枚　トマト…小1個
枝豆（冷凍）…50g　タマネギ…1/4個
A
- レモン汁…大さじ1
- 塩…小さじ1/4
- 粗びき黒こしょう…少々

作り方

❶ 枝豆は解凍してさやから取り出し、ハムは1cm角に、トマト、タマネギはみじん切りにします。

❷ ボウルに①を入れ、Aを加えて混ぜ合わせます。

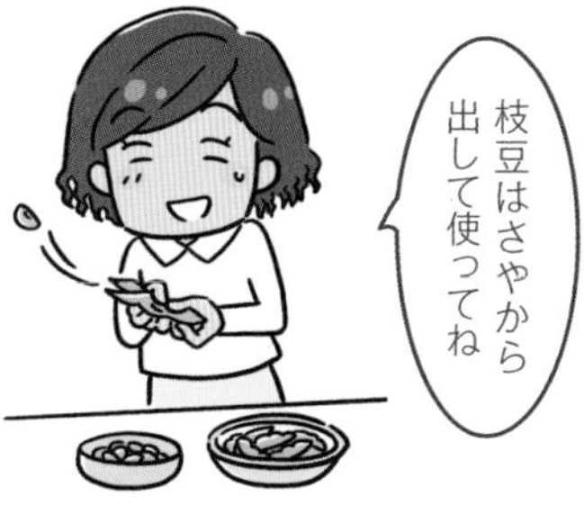
枝豆はさやから出して使ってね

自律神経を整える食材⑤
腸を整える／海藻

海からの恵みが腸内環境に効果を発揮

水溶性食物繊維が豊富な海藻は、便のカサを増やしたり、滑りをよくする効果があります。善玉菌のエサにもなるので、腸内細菌を増やし、腸内環境を整える役割も。また栄養素が溶け込んだ海の中で育つ海藻はヨウ素やカルシウム、カリウムなどのミネラルも豊富。脂質は少なく低カロリーでヘルシーな食材です。

乾燥したものは日持ちするものもあるので、常備し、毎日の食事に取り入れましょう。海藻類はうまみ成分も多く、少量でも料理に加えると風味がアップします。酢と一緒に食べるとミネラルの吸収がよくなるのでポン酢をかけて食べるのもおすすめ。

おすすめ食材

昆布

昆布の水溶性食物繊維は、整腸作用や便秘解消に効果的。また食後の血糖値の上昇を抑えたり、脂肪の燃焼を促したりする働きも。カルシウムや鉄などのミネラルも豊富。

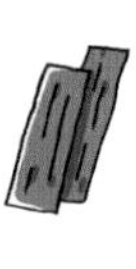

もずく

もずくの水溶性食物繊維は腸内環境を整え、コレステロールを排出しアレルギー症状を抑える働きがあります。豊富なミネラルで乾燥肌や抜け毛予防の効果も。

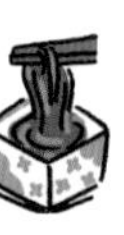

わかめ

水溶性食物繊維やビタミンB群、天日干しの乾燥わかめにはビタミンDが豊富。カルシウムなどのミネラルも含み、骨や歯の健康維持の効果が期待できます。

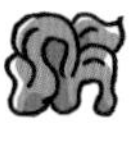

カブの葉としらすの塩コンブ炒め

食物繊維、カルシウムたっぷりのごはんのおとも。

材料（2人分）
かぶの葉…4個分
しらす…大さじ2
塩こんぶ…大さじ2
白いりゴマ…小さじ1
ゴマ油…小さじ2

作り方
❶ かぶの葉は状態のよいものを選び、細かくきざみます。
❷ フライパンにゴマ油を熱し、①をさっと炒めます。全体に油がまわったらしらす、塩こんぶ、白ゴマを加え混ぜます。

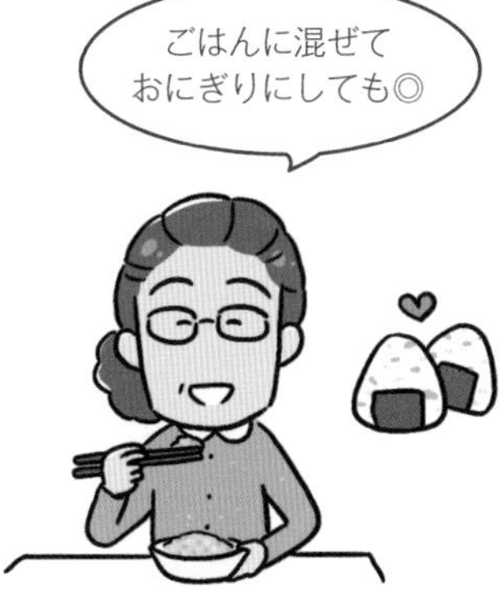
ごはんに混ぜて
おにぎりにしても◎

桜エビとわかめのスープ

ササっとつくれるミネラル豊富なスープ。

材料（2人分）
乾燥わかめ…2g
桜エビ…大さじ1
顆粒鶏がらスープの素…小さじ2
水…2カップ
塩・こしょう…各適量

作り方
❶ 鍋に水、顆粒鶏がらスープの素、わかめを入れて火にかけます。
❷ 沸騰したら桜エビを加え、ひと煮立ちしたら、塩、こしょうで味を調えます。

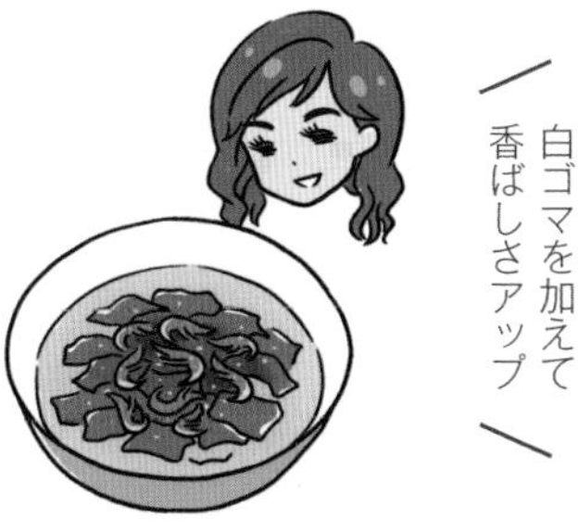
白ゴマを加えて
香ばしさアップ

自律神経を整える食材⑥
腸を整える／きのこ

ヘルシーで食物繊維の宝庫な美腸食材

　きのこ類は食物繊維が豊富で低カロリー、うまみがたっぷりなのでどんな料理にも使いやすい食材です。きのこによっては独特な健康成分を含むものもあります。季節を選ばず1年中出回っているので、いろいろな種類のきのこを食事に取り入れましょう。

　冷凍するとうまみも増し、料理に簡単に使えて便利です。きのこを食べやすい大きさにちぎるなど下処理した後、保存袋に入れ、空気を抜いて冷凍庫にしまいます。何種類かを1つの袋に入れてミックスきのこにすると、ソテーやみそ汁など幅広い料理に使えて便利です。

おすすめ食材

マイタケ

β-グルカンという不溶性食物繊維を豊富に含み、整腸作用のほか、免疫力が上がりウイルスや細菌に対する抵抗力がアップします。鉄やカリウムなどのミネラルも豊富。

なめこ

ぬめり成分のムチンは水溶性食物繊維で、消化吸収を助け、胃壁を守り、肝機能をサポートする効果が期待できます。カルシウム、鉄、銅などのミネラルも豊富です。

しいたけ

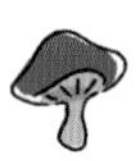

しいたけ特有の栄養成分エリタデニンは、活性酸素の働きの抑制、血流をよくする効果も。干すとさらに栄養価がアップ。戻した水も使いましょう。

鶏肉とマイタケの甘酢あん

ヘルシーだけど栄養価はバツグン！　甘酢あんが食欲をそそる。

材料（2人分）

鶏もも肉…大１枚
マイタケ…１パック（約150g）
片栗粉…適量
白いりゴマ…小さじ２
サラダ油…大さじ３

A
- しょうゆ、酢…各大さじ２
- 砂糖…大さじ１と1/2
- 片栗粉…小さじ１
- 水…大さじ６

作り方

❶ 鶏もも肉はひと口大に切り、片栗粉をまぶします。マイタケはほぐします。

❷ フライパンにサラダ油を熱し、①を揚げ焼きにしていったん取り出します。

❸ フライパンの余分な油をふき取ったらAを入れて混ぜ、弱火で煮立たせ②を戻しからめて白ゴマを加えます。

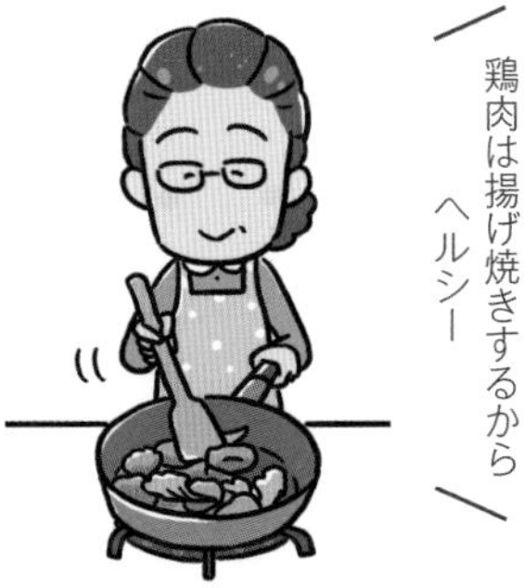
鶏肉は揚げ焼きするから
ヘルシー

なめこのガーリックソテー

シンプルなのにうまみたっぷり！　疲労回復効果もばっちり！

材料（2人分）

バター…20g
ニンニク…１片
なめこ（できればジャンボなめこ）…100g
塩…小さじ1/4
黒こしょう…適量

作り方

❶ 熱したフライパンにバターを溶かし、つぶしたニンニクを入れ香りを移します。

❷ ①になめこを入れて軽く炒め、塩、黒こしょうで味をととのえます。

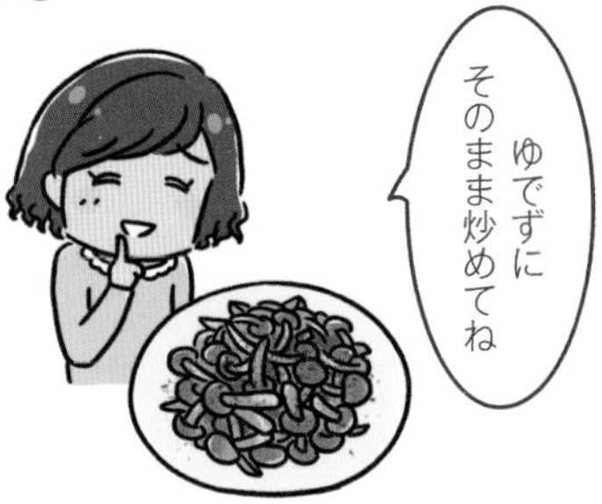
ゆでずに
そのまま炒めてね

自律神経を整える食材⑦
腸を整える／緑黄色野菜

β-カロテン豊富な緑黄色野菜で免疫力アップ

色素成分であるβ-カロテンの量が多いものが緑黄色野菜と呼ばれます。β-カロテンには抗酸化作用や免疫力を高める作用があり、老化や生活習慣病、がんなどの予防に効果があるといわれています。

また、鉄やカルシウムなどのミネラルなどの不足しがちな栄養素を豊富に含むものが多いのが特徴。食物繊維も多く、特にオクラなどネバネバ系野菜は水溶性食物繊維をたっぷり含み、便秘解消にも。

緑黄色野菜の1日の目標摂取量は120グラム以上。炒め物やサラダなど様々な料理に加えて摂りましょう。

おすすめ食材

小松菜

食物繊維、ビタミン、ミネラルが豊富なので、腸内環境の改善や免疫力アップ、高血圧や貧血の予防におすすめ。アクも少なく使いやすい野菜です。

ニンジン

β-カロテンを豊富に含み、生活習慣病の予防が期待できるほか、食物繊維も豊富。皮の下に栄養がたっぷり含まれるので、洗って皮をむかずに調理するのがおすすめです。

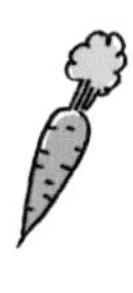

トマト

水溶性食物繊維のペクチンやビタミン、ミネラルが豊富。赤い成分のリコピンには抗酸化作用がありがんや動脈硬化の予防に効果的。加熱でリコピンの吸収率がアップ。

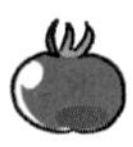

オクラ

ネバネバ成分は水溶性食物繊維のペクチンやガラクタンなど。ほかにもβ-カロテンやビタミンB_1を含み、整腸作用や免疫力アップ、疲労回復の効果も期待できます。

カボチャ

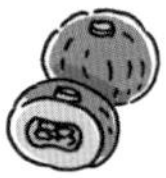

水溶性と不溶性の食物繊維をバランスよく含んでいます。β-カロテンやビタミンC、E、カリウムなども豊富。実よりも皮に栄養素が含まれるので一緒に食べましょう。

アスパラガス

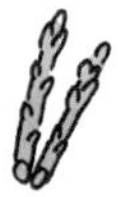

ビタミンや疲労回復、スタミナ増強に効果のあるアスパラギン酸を含みます。また食物繊維やオリゴ糖、胃腸をサポートするビタミンUや葉酸も含まれています。

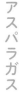

パプリカ

主な栄養素は食物繊維とビタミン類。赤パプリカは抗酸化作用のあるカプサイシン、黄パプリカはビタミンC、オレンジパプリカは赤と黄、両方の栄養素を含みます。

サニーレタス

95%が水分ですが、ビタミンやミネラル、食物繊維などを含みます。炒め物やスープなど加熱調理もおすすめ。カサが減るので食物繊維など栄養素をたっぷり摂取できます。

ニラ

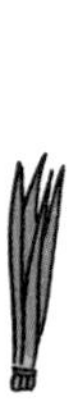

ビタミン、ミネラル、不溶性食物繊維を含みます。強い香り成分アリシン（硫化アリル）は疲労回復や滋養強壮の効果、体を温め胃腸の働きを助けます。

小松菜のなめたけ和え

小松菜ときのこのダブルパワーで腸内環境を整えて。

材料（2人分）
小松菜…1束(200g)
なめたけ…大さじ3
一味とうがらし…少々

作り方
❶ 小松菜は5cmの長さに切り、耐熱ボウルに入れふんわりとラップをかけて電子レンジで約3分加熱します。

❷ ①の水けを絞り、なめたけ、一味とうがらしで和えます

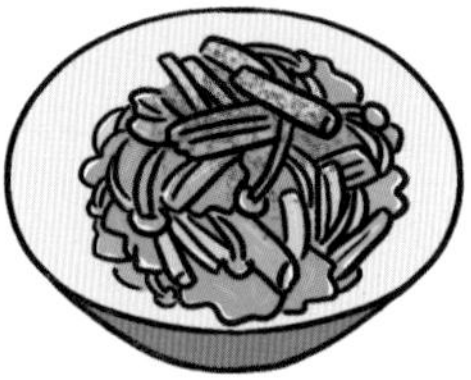
一味とうがらしで
味がしまる！

ミニトマトのナムル風

トマトのリコピンで抗酸化作用を発揮！

材料（2人分）
ミニトマト…10個
ニンニク…薄切り1枚
赤とうがらし…1/2本
A ゴマ油…小さじ1
　しょうゆ…小さじ1/2
　砂糖…1つまみ

作り方
❶ ミニトマトは半分に切り、ニンニクはみじん切りに、赤とうがらしはタネをとって輪切りにします。

❷ ボウルにAとニンニク、赤とうがらしを入れて混ぜ、ミニトマトを加えて和えます。

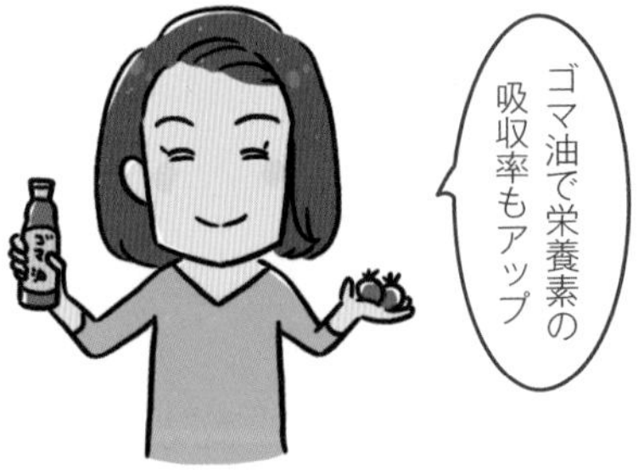
ゴマ油で栄養素の
吸収率もアップ

オクラとタコの炒め物

オクラは下ゆでしないから栄養丸ごと。風味豊かにオクラを食べられます。

材料（2人分）

- オクラ…15本
- ゆでだこ（足）…100g
- ニンニク…1/2片
- オリーブオイル…大さじ1
- 塩・こしょう…各少々

作り方

❶ オクラはがくをとり、塩を振って表面を軽くこすり、洗って、縦半分に切ります。タコはひと口大に乱切りに、ニンニクは粗みじん切りにする。

❷ フライパンにオリーブオイルとニンニク入れて中火にかけ、香りが立ったらオクラ、タコを入れさっと炒め、塩、こしょうで味を調えます。

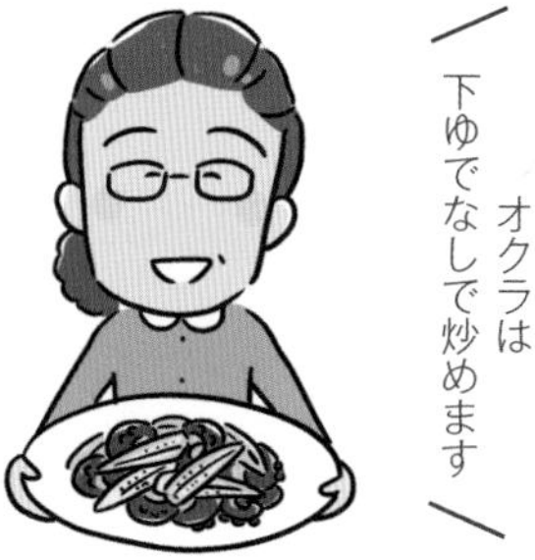
オクラは
下ゆでなしで炒めます

赤パプリカのチーズ焼き

抗酸化作用のあるトマトは美肌をつくります。

材料（2人分）

- 赤パプリカ…1個
- ピザ用チーズ…30g
- 黒こしょう…少々

作り方

❶ 赤パプリカはひと口大の乱切りにして、耐熱皿に入れます。

❷ ①にピザ用チーズを散らし、黒こしょうをふってオーブントースターで5～6分焼きます。

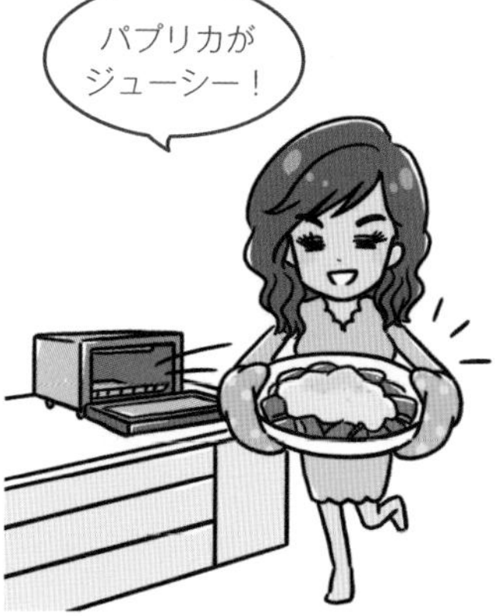
パプリカが
ジューシー！

自律神経を整える食材⑧

腸を整える／淡色野菜・根菜

食物繊維豊富な野菜は便秘解消の強い味方

ネギやセロリなどには、不水溶性食物繊維が豊富。水に溶けずに水分を吸収して膨らむので、便のカサを増して、腸の働きを刺激します。キャベツなどは、水に溶ける性質のある水溶性食物繊維を含んでいます。

食物繊維は善玉菌のエサになり腸内環境を改善するので便秘解消に効果的。

食物繊維の1日の目標量は、生野菜は両手1杯ほど。熱を加えればカサが減るので、片手1杯ほどになります。サラダや汁物で積極的に摂りましょう。

歯ごたえがある根菜類は、よく噛むことで満足感を得られ、食べ過ぎ防止にも役立ちます。

おすすめ食材

ネギ

腸の働きをサポートし便通を促す不溶性食物繊維、アリシン（硫化アリル）、ビタミンなどを多く含みます。アリシンは血行促進や粘膜強化の働きがあります。

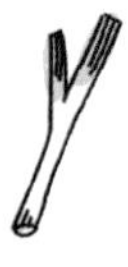

キャベツ

ビタミンUを多く含むのが特徴。胃腸薬の原料にもなるほど胃や十二指腸を健康に保つ効果があります。そのほかの水溶性食物繊維やカルシウム、カリウムなども豊富。

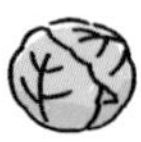

タマネギ

食物繊維やオリゴ糖を含むほか、ネギ類に共通の成分であるアリシン（硫化アリル）は、コレステロールの代謝を促し、血流をよくして免疫力がアップする効果があります。

セロリ

不溶性食物繊維やカリウム、胃腸の健康に役立つビタミンUが豊富。香り成分であるアピインは、痛みをやわらげ、イライラを落ち着かせるなどの精神安定効果があります。

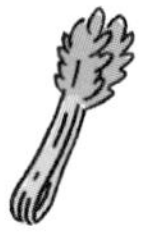

カリフラワー

不溶性食物繊維のほか、カリウムやビタミンC、鉄が豊富。食べごたえがあるので噛む回数が増え、満腹感を感じやすくなるので、食べすぎ予防に。

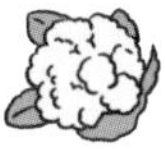

スプラウト

貝割れ大根などの種子が発芽した新芽で、種子と野菜の両方の栄養が凝縮。特にブロッコリースプラウトは食物繊維やスルフォラファンという健康成分が豊富。

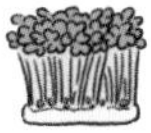

ゴボウ

水溶性と不溶性の食物繊維をバランスよく含みます。なかでもイヌリンという食物繊維は栄養素の吸収を遅らせ血糖値の上昇を抑える効果があります。

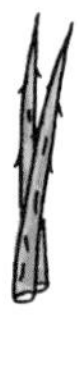

レンコン

不溶性食物繊維やビタミンC、カリウムが豊富。切り口の変色はポリフェノールのタンニンで、抗酸化作用や抗がん、消炎作用などの効果があるといわれています。

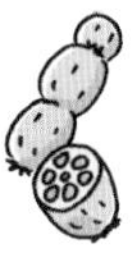

大根

ジアスターゼというデンプン分解酵素が豊富で消化をサポートします。胃酸過多、胃もたれ胸やけに効果も。葉はビタミン、ミネラルがたっぷりなので捨てずに食べて。

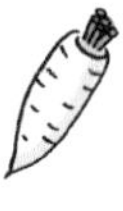

マグロの山盛りタマネギのせ

良質なたんぱく質とタマネギの硫化アリルで免疫力アップ。

材料（2人分）

マグロ…1さく
タマネギ…1個
貝割れ大根…1/2パック
こしょう…少々

A
- ポン酢しょうゆ…大さじ1と1/2
- オリーブオイル…小さじ2
- こしょう…少々

作り方

❶ マグロは薄切りにして器に盛り、こしょうをふります。

❷ タマネギはごく薄切りにして、しばらくおき、3cmに切った貝割れ大根と混ぜて①の上に盛り付けます。

❸ Aをよく混ぜて②にかけます。

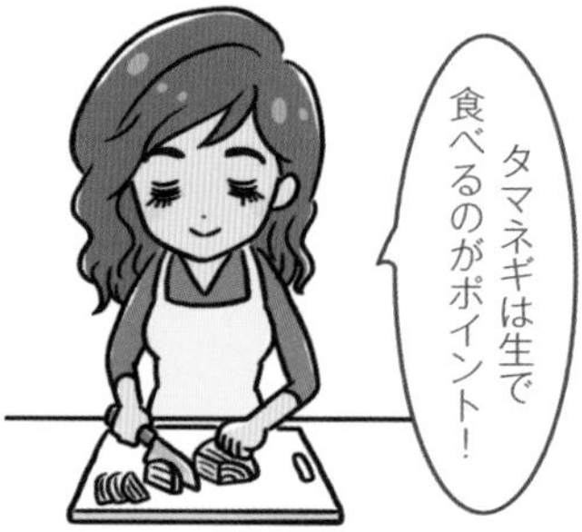
タマネギは生で
食べるのがポイント！

ゴボウのマヨフリッター

ゴボウに含まれる2種類の食物繊維で腸内環境改善！

材料（2人分）

ゴボウ…1本（150g）
サラダ油…適量

A
- オイスターソース…小さじ2
- 塩・こしょう…各少々

B
- 小麦粉…1/2カップ
- マヨネーズ…大さじ1
- 水…1/2カップ
- こしょう…少々

作り方

❶ ゴボウは6cmの長さに切り、耐熱容器に並べて水1カップを注ぎ、電子レンジで約5分加熱します。

❷ 鍋に①とAを入れて火にかけ、からめたら冷まします。

❸ Bで衣をつくり②をくぐらせ170℃の油で揚げます。

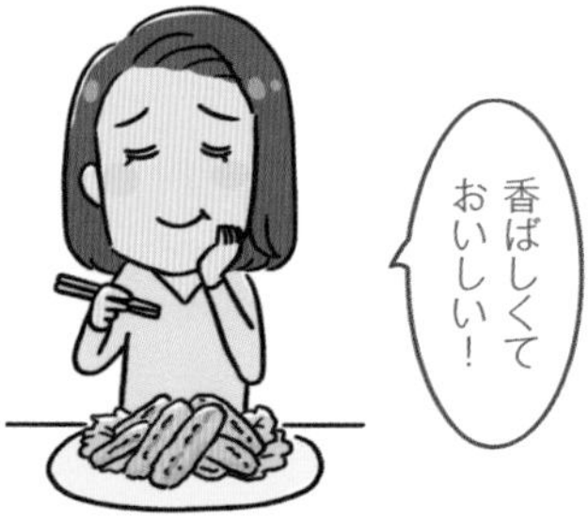
香ばしくて
おいしい！

エビとセロリの塩炒め

低カロリーで食物繊維が豊富なセロリは、加熱すると食べやすくなります。

材料（2人分）
セロリ（葉つき）…1本
むきエビ…12尾
黄パプリカ…1/2個
サラダ油…大さじ1
酒…大さじ1
塩…小さじ1/3
しょうゆ…少々

作り方
❶ セロリの茎は5mm幅の斜め切り、葉はざく切りにします。黄パプリカは5mmの細切り、エビは背ワタをとります。
❷ フライパンに油を熱し、①を入れて炒めます。エビの色が変わったら酒、塩、しょうゆで味つけします。

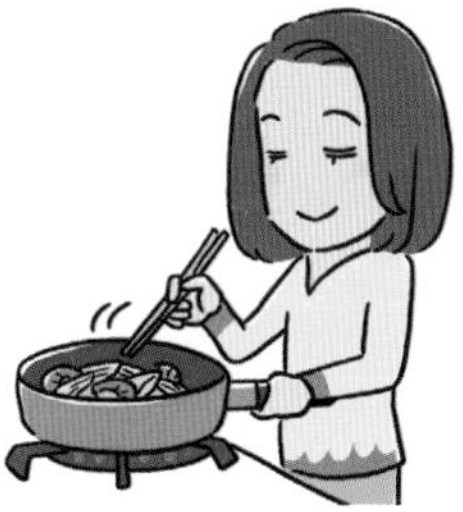

セロリは葉も全部使って

大根とレタスのチキンサラダ

お腹にやさしい食材で腸内環境を改善。

材料（2人分）
鶏むね肉（皮はとる）…1/2枚
大根…1/6本
レタス…1/3個
A［酒…大さじ1
　 塩・こしょう…各適量
B［マヨネーズ・白すりゴマ
　 …各大さじ2
　 酢…大さじ1
　 はちみつ…小さじ2
　 しょうゆ…小さじ1

作り方
❶ 鶏むね肉はAをもみこんで耐熱皿にのせ、ラップをして電子レンジで約2分加熱します。裏に返して同様に40秒～1分加熱し、粗熱がとれたらさきます。Bは混ぜておきます。
❷ ちぎったレタスと千切りにした大根を皿に盛り、①をのせたらBを加えて和えます。

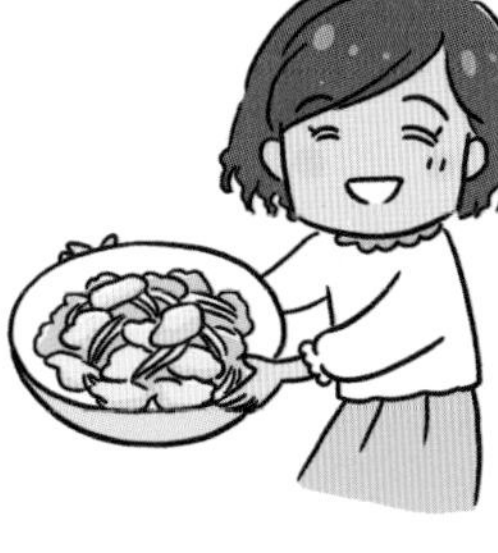

栄養バランスがバッチリ！

column

長生きみそ汁で腸内を活性化

善玉菌の好物を混ぜ合わせた「長生きみそ汁」を毎朝飲んで、効果的に腸を整えましょう。

便利なみそ玉をつくればお湯で溶かすだけ！

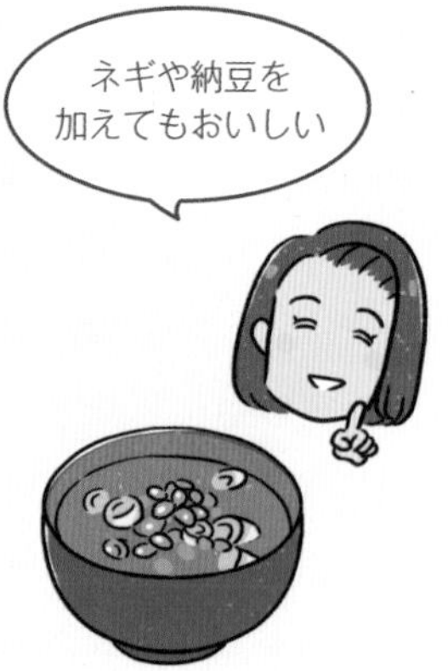
ネギや納豆を
加えてもおいしい

材料（つくりやすい量）

A［白みそ、赤みそ…各80g
　りんご酢…大さじ1

タマネギ…1個

作り方

❶ タマネギをすりおろし、Aと混ぜ合わせます。

❷ 10分の1（約30g）を150ccの熱湯を注いで溶かします。

混ぜ合わせたものを10等分できる製氷機で凍らせると便利。

長生きみそマヨ

みそ玉をレンチンし、マヨネーズを加えた簡単でおいしいディップ。

材料（2人分）

みそ玉…1個
マヨネーズ…大さじ2
ニンニク（チューブ）…適量
コンソメの素・塩・こしょう・オリーブオイル…少々

作り方

❶ 凍ったみそ玉を電子レンジに20～30秒かけて溶かす。

❷ マヨネーズを加えてよく混ぜます。

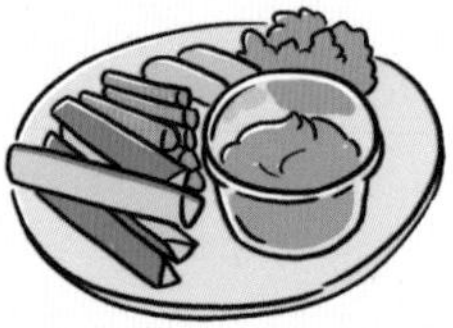
お好みの野菜につけてね

アンチョビ1切れを混ぜてもおいしい。

4章

自律神経を整えるマインド

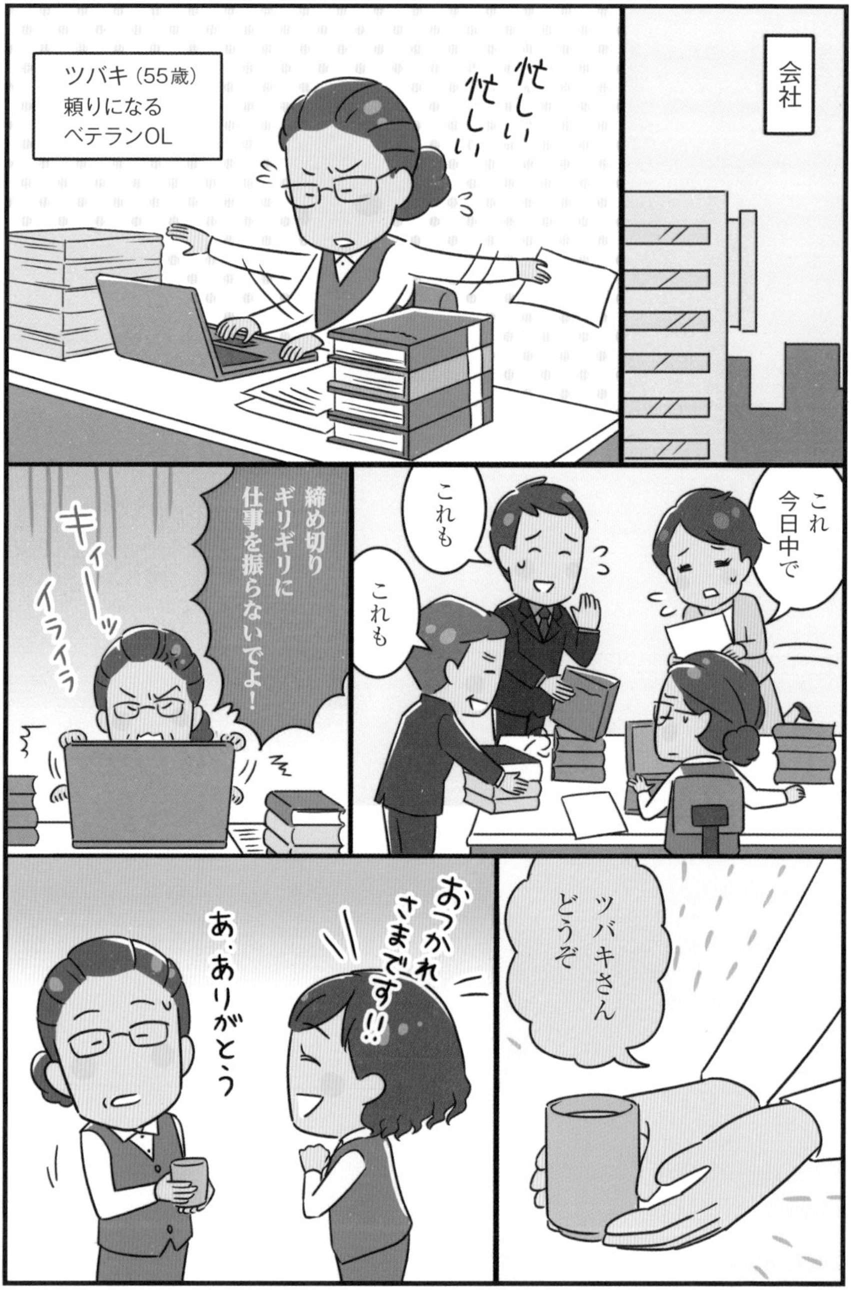
会社
ツバキ（55歳）
頼りになる
ベテランOL
忙しい
忙しい
これ今日中で
これも
これも
締め切りギリギリに仕事を振らないでよ！
キィーーッ
イライラ
ツバキさんどうぞ
おつかれさまです!!
あ、ありがとう

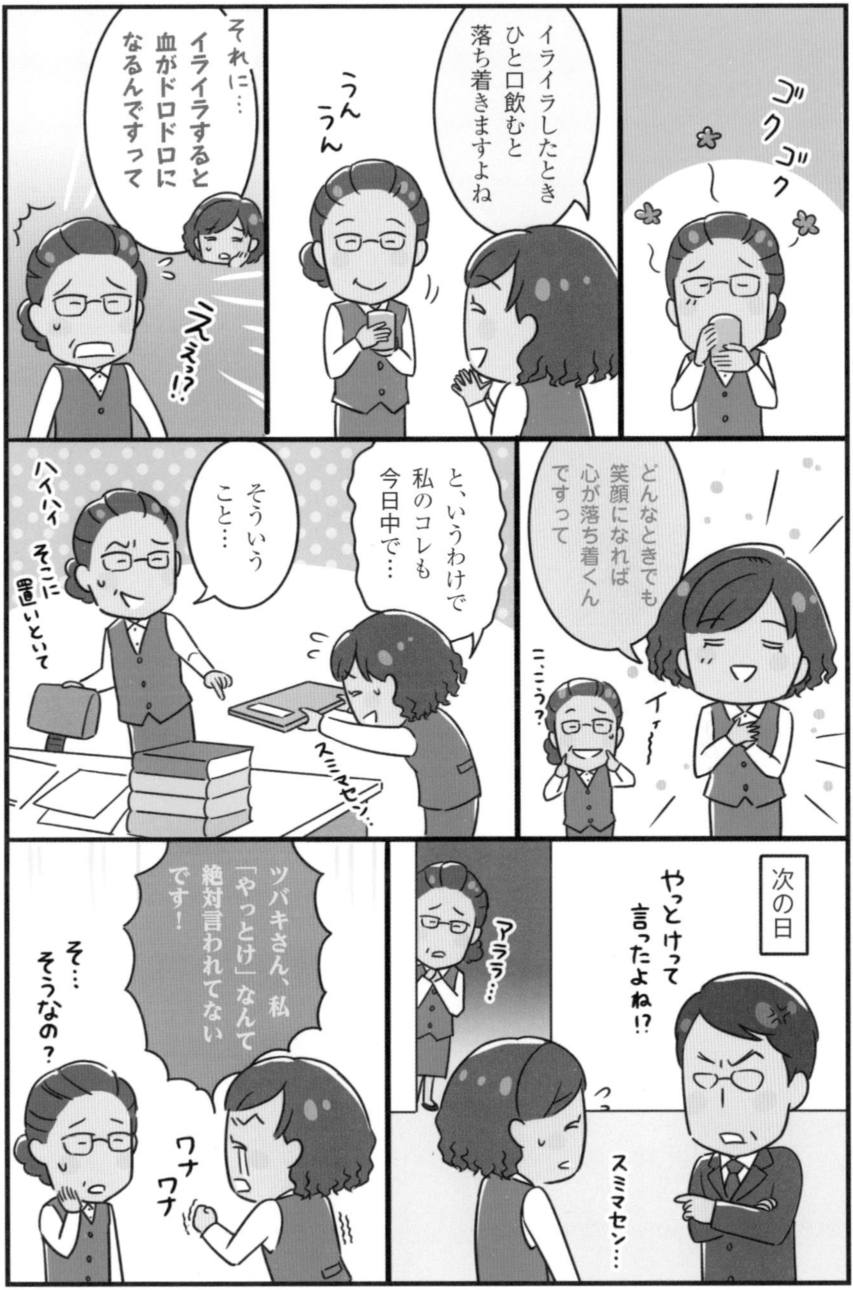
ゴクゴク
イライラしたとき
ひと口飲むと
落ち着きますよね
うん
うん
それに…
イライラすると
血がドロドロに
なるんですって
えぇっ!?
どんなときでも
笑顔になれば
心が落ち着くんですって
イィ~~
こ、こう?
と、いうわけで
私のコレも
今日中で…
そういうこと…
ハイハイ
そこに
置いといて
スミマセン…
次の日
やっとけって
言ったよね!?
アララ…
スミマセン…
ツバキさん、私
「やっとけ」なんて
絶対言われてない
です!
そ…
そうなの?
ワナ
ワナ

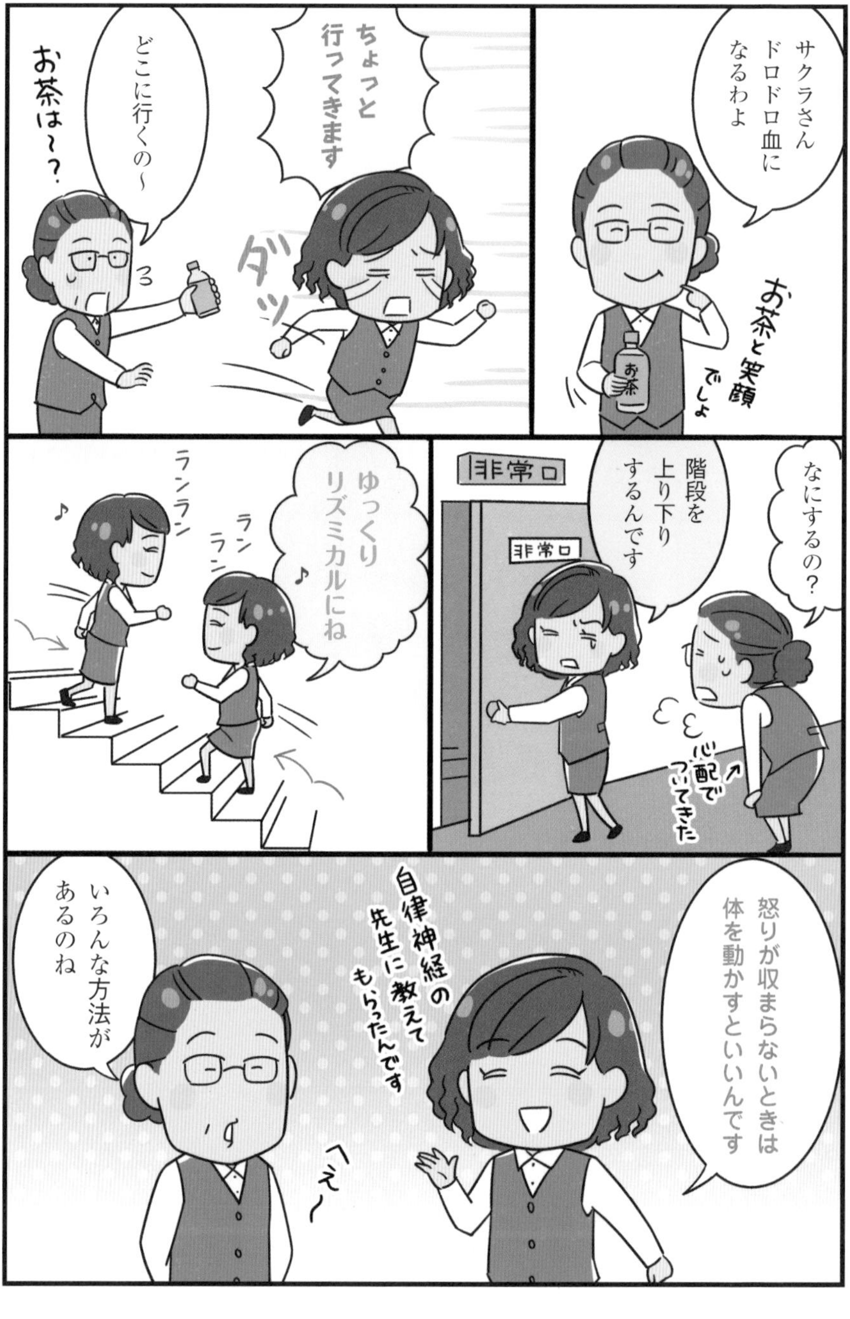
サクラさん ドロドロ血に なるわよ
お茶と笑顔 でしょ
ちょっと 行ってきます
ダッ
どこに行くの～
お茶は～?
非常口
なにするの?
階段を 上り下り するんです
非常口
心配で ついてきた
ゆっくり リズミカルにね
ランラン
ランラン
♪
♪
怒りが収まらないときは 体を動かすといいんです
自律神経の 先生に教えて もらったんです
へえ～
いろんな方法が あるのね

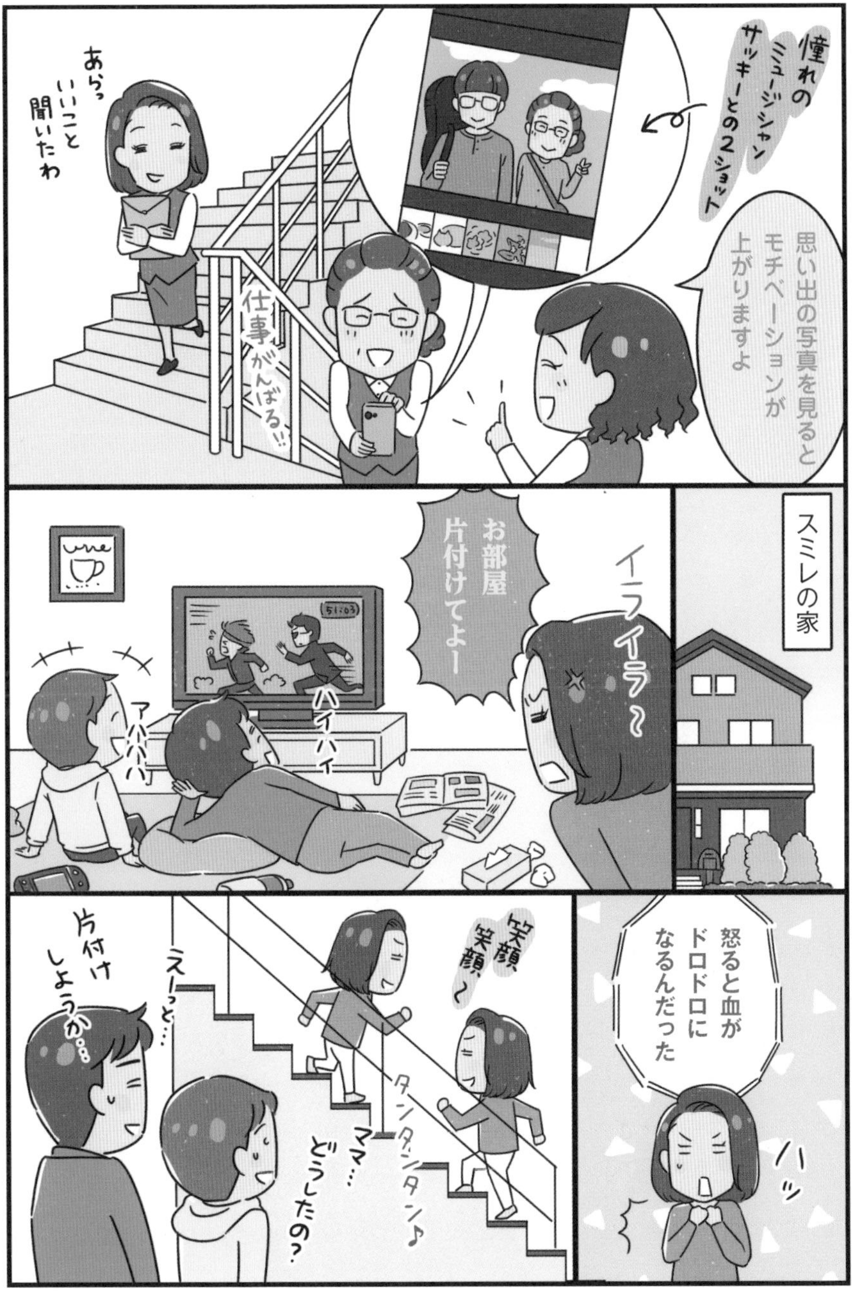
憧れのミュージシャン
サッキーとの2ショット
思い出の写真を見ると
モチベーションが
上がりますよ
仕事がんばる!!
あらっ
いいこと
聞いたわ
スミレの家
イライラ～
お部屋
片付けてよー
ハイハイ
アハハハ
怒ると血が
ドロドロに
なるんだった
ハッ
笑顔
笑顔～
タンタンタン♪
ママ…
どうしたの？
えーっと…
片付け
しようか…

負のストレスが自律神経を乱す

自律神経が乱れなければ「正のストレス」になる

「ストレス」とは外部刺激のことをいい、プレッシャーをかけられるのもストレスなら、太陽の光や風もストレスです。

　ですから、ストレス自体にはよい、悪いはありません。そのストレスを心地よいと感じるか、不快に感じるかを決めているのは自分だからです。実は、心地よいか不快かを決めているのは心ではなく体、詳しくいえば自律神経です。

　ストレスを受けたときに自律神経のバランスが崩れ、体に不調を感じたら「負のストレス」に、自律神経が乱れず前向きにとらえることができれば「正のストレス」と判断しています。

ストレスのとらえ方を変えてみる

日常生活の中で、仕事や様々な人間関係、お金や将来の悩みなど、いろいろなストレスを感じることは避けられません。ただしそれをすべて「負のストレス」と感じてしまうと、自律神経が乱れ、心だけでなく腸内環境も悪化し体調不良や病気を引き起こします。

　ストレスを完全にゼロにすることはできませんが、それらを真正面から受け止めるのではなく、うまく受け流すテクニックを身につけることが大切。

　負のストレスを感じたら、自分ではどうすることもできないものには意識を向けず、気分の晴れることだけを考えてみましょう。

負のストレスが不調の原因に

ストレスの受け止め方で自律神経が左右されます。自律神経を安定させるには自分がどんなときにストレスを感じるのかを見直してみることが大切です。

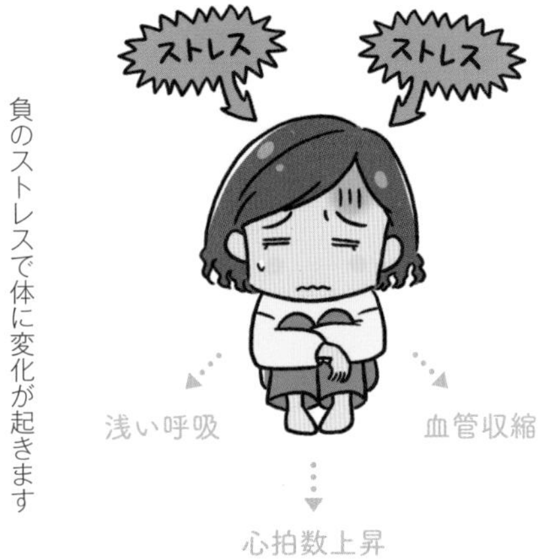
負のストレスで体に変化が起きます
ストレス
ストレス
浅い呼吸
血管収縮
心拍数上昇

ストレスと自律神経のつながり

負のストレスを感じることで自律神経のバランスは崩れ結果的に体調不良へとつながります。ストレスと自律神経は深い関係があるのです。

対人関係はひとりで解決するのが難しいため、大きなストレスとなり自律神経を崩す原因になることが少なくありません。

「想定内」を増やせばストレスが減る

想定外のことが起きると負のストレスを感じます。起きたことが想定内なら落ち着いて対応できるので、負のストレスを感じにくくなります。

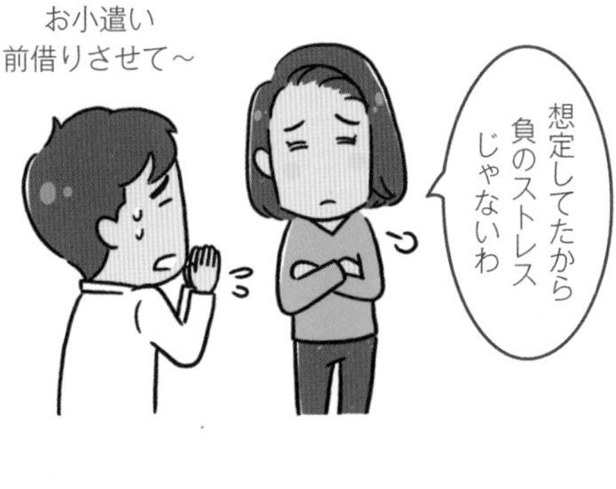
お小遣い
前借りさせて～
想定してたから
負のストレス
じゃないわ

普段から様々な角度で物事を考え「想定内」を増やしていきましょう。ストレスを減らすことができ、自律神経が安定します。

自律神経の乱れを意識してリカバーする

問題を意識することで半分は解決する

不安を感じたり、心がもやもやするとき、その原因は何かを客観的に見つめてみましょう。問題となっていることを意識するだけで、半分は解決したも同然です。残りの半分は、今後自分がどうしたいのか、どうすることができるのかを切り分けて考えてみましょう。

他人からの意見に惑わされないことも大切です。他人が決めた基準は自分と同じとは限りません。むしろ、自分と違って当たり前なのです。そんな他人の意見に振りまわされる時間こそもったいないと考えましょう。心を惑わすことを言ってくる人とは、距離を置くぐらいのほうがよいのです。

副交感神経を優位にしてストレスをやわらげる

ストレスを感じることが多い現代社会では、交感神経が過剰に働いている場合が多いので、心を静める副交感神経が優位に働くよう、意識的にリラックスできる方法を取ることが大切です。

例えば、気持ちが穏やかになる音楽を聞いたり、ぬるめの湯に浸かると副交感神経が働きやすくなります。

また、気長に考える習慣を身につけ、普段から物事を楽観的に捉えることで、つらい人間関係や仕事によるストレスをやわらげることができます。

心のパフォーマンスを上げるコツ

ストレスを負のストレスとして感じにくくするためには、心のパフォーマンスを上げることが大切です。平常心を保つコツを身につけましょう

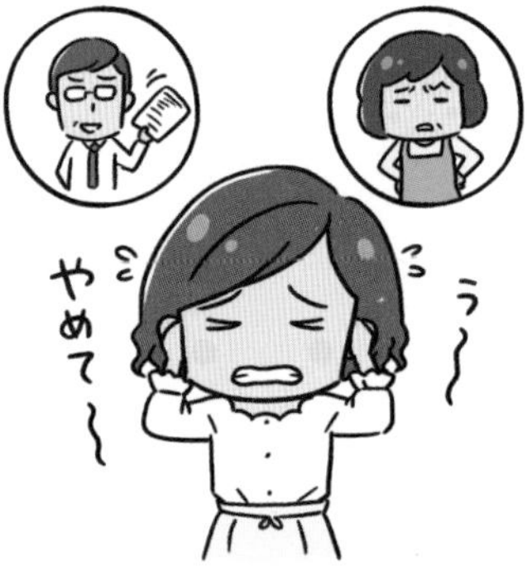
やめて〜
う〜

他人の意見を聞きすぎない

ストレスの多くは対人関係が原因。好き勝手な人の意見に振り回されないよう、自分の中にぶれない軸を持ちましょう。SNSとは距離を置くのもよいでしょう。

人の評価や、不快に感じる言動はいっさい気にしない。人は人、自分は自分という考え方がストレスの軽減にはとても重要です。

自律神経が乱れると損 スルーする習慣を身につける

他人からの言動で自律神経が乱れることほど損なことはありません。そんなときは、スルーして、なかったことにしてしまいましょう。

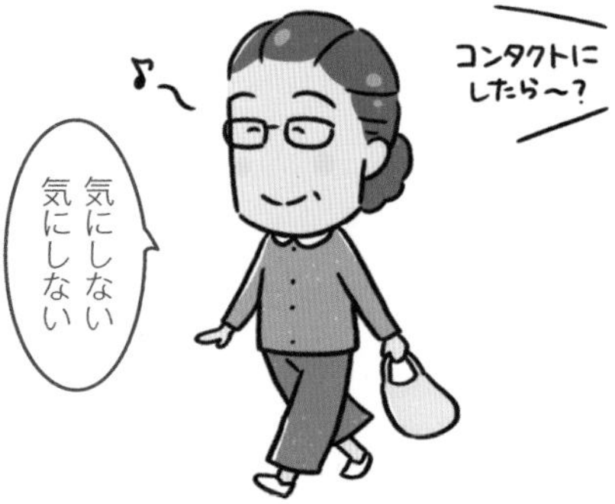
コンタクトにしたら〜？
気にしない
気にしない

余計なことには意識を向けず、自分の心地よいことを優先する習慣を身につけることこそが、自分の幸せにつながります。

怒りの感情は美容にも健康にも悪い

イライラは体にも悪影響をもたらす

　怒りの感情は、交感神経を過剰に高め、自律神経のバランスを崩すので、体の中にもいろいろな変化が起こります。

　自律神経が乱れると血管が収縮し、血液がドロドロになり、末梢血管の血流も悪くなります。これにより体全体に様々な不調をもたらします。

　さらにホルモン調整機能も低下し、この状態が過度に進むことで脳にも障害が起きることがあります。怒れば怒るほどこの状態は悪化します。

　つまり怒りの感情は、自分の心と体にとって百害あって一利なしの最悪の感情なのです。

イライラを感じたら軽い運動を

　イライラしたり、怒りを感じたら、周囲にぶつけるのではなくまずは自分でその原因を見極めましょう。怒りの感情は、周囲にも不快なので対人関係の悪化や、仕事面で悪い影響が出ることも考えられます。

　自分を客観的に見て「自律神経が乱れてきたな」「交感神経が高ぶってきたな」と自律神経の動きを読み解きましょう。

　すると、副交感神経の働きを高めれば、怒りが収まるから「階段を上り下りしよう」など自分ができる対処法が見つかります。怒りを抑えるテクニックはほかにもあるので、自分に合う方法で怒りを静めましょう。

怒りを抑えるテクニック Part 1

怒りは自分にとっても周囲にとっても不快な感情です。なるべく早めに手放しましょう。

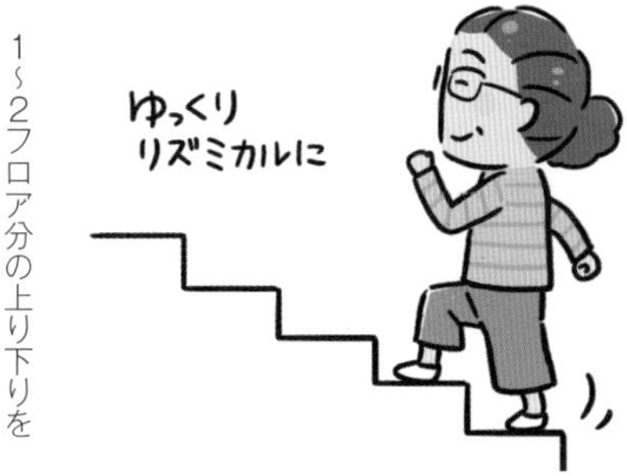
1~2フロア分の上り下りを
ゆっくり
リズミカルに

階段をゆっくりリズミカルに上り下りする

ゆっくりとしたリズミカルな動作の繰り返しで副交感神経を働かせると怒りが収まってきます。具体的には階段の上り下りがおすすめです。

階段の上り下りでも激しく上ると交感神経を刺激することになり、怒りが静まりにくくなります。ゆっくりリズミカルに動くことがポイントです。

嫌なことからは早めに離れる

嫌な人や嫌なことからは、早めに離れるようにしましょう。職場での飲み会などでも、迷ったら自分の気分が楽な方を選びましょう。

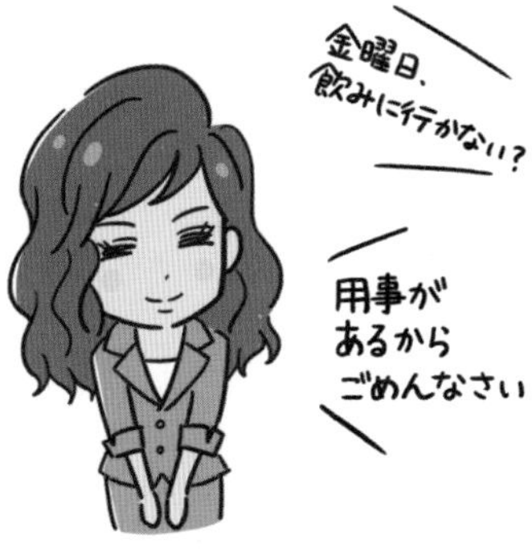
金曜日、飲みに行かない?
用事があるからごめんなさい

迷いや嫌な気分は引きずらないで手放すのがおすすめです。「迷ったら断る」などと決めておくとストレスにもなりません。人付き合いで無理をする必要はありません。

怒りを抑えるテクニックPart2

自分の怒りや湧き上がってきた感情を表に出すことで、自分を客観視できたり、感情をコントロールできたりします。

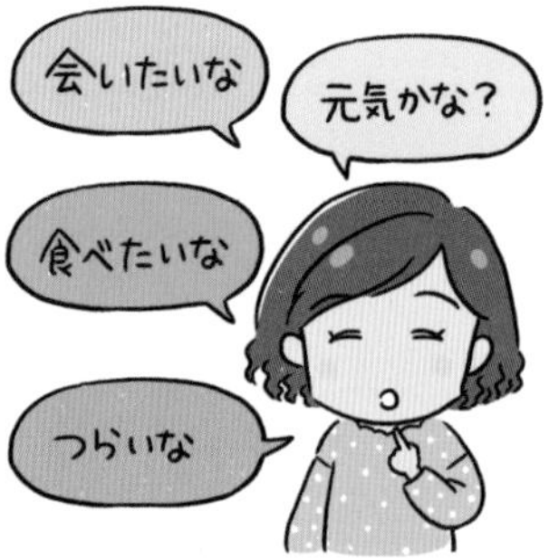

声に出すのが◎

自分の気持ちをひとりごとで吐き出す

気持ちをため込まないで、声に出しましょう。事実をつぶやくことで、ストレスを開放し感情のコントロールができるようになります。

怒りを口にするとさらにイライラが増幅するので、自分に話しかけるイメージでひとりごとをいうのがおすすめ。自分との対話を続けることで前向きな気持ちになります。

怒りの感情はノートに書き出す

ストレスを感じたら、そのときの気持ちをゆっくり丁寧に手書きしてみましょう。呼吸が整い、心が落ち着いて、自律神経が安定します。

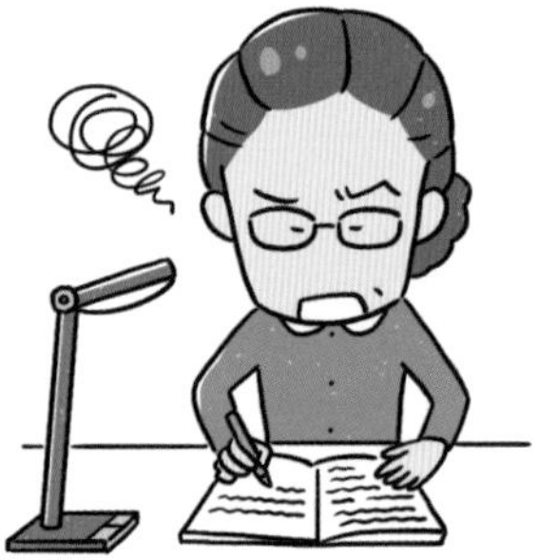

とにかく今の気持ちを書く

書いたことを見返すことで、感情の分析ができ、思考のパターンもわかります。次に同じようなことが起こったときに心が乱れにくくなる効果があります。

怒りを抑えるテクニックPart3

水を飲んだりガムを噛んだりすることで、腸や脳が刺激され、イライラが治まり、リラックスした状態に持っていくことができます

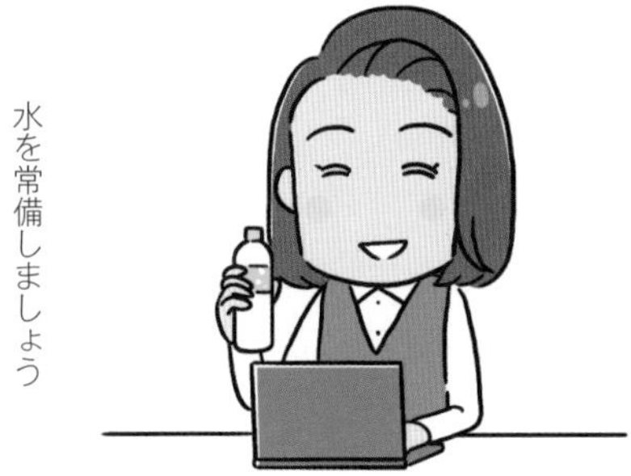
水を常備しましょう

イラっとしたら
ゴクリとひと口水を飲む

イライラしたら、こまめに水やお茶を飲むと落ち着きます。いつでも飲めるようにマイボトルなどを常備し、気がついたときに必ずひと口飲む習慣を。

水を飲むことで自律神経のバランスが整い、腸の動きや血液循環もよくなります。腸内環境が整うと体調もよくなります。

ガムを噛むと
平常心が取り戻せる

ガムを噛むと、脳のアルファ波が増加し、リラックス状態になるので、平常心が取り戻せます。脳が活性化するので集中力もアップします。

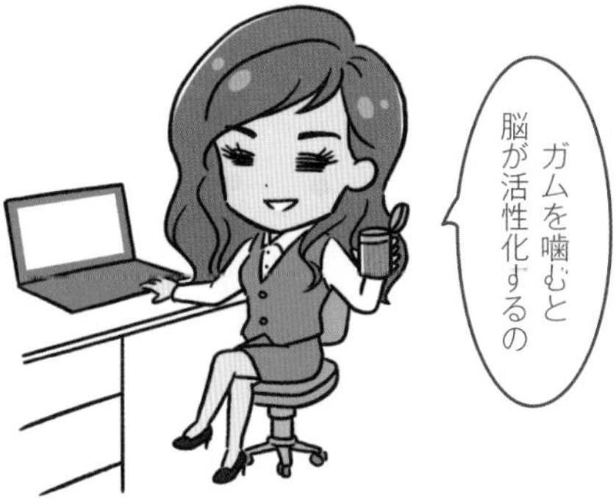
ガムを噛むと
脳が活性化するの

ガムを噛むことは緊張やイライラを解消するだけでなく、加齢によって起こりやすくなる歯周病を予防する効果もあります。

緊張やプレッシャーは ルーティーンで回避する

行動のルーティーンで平常心を取り戻す

朝起きたら歯を磨き、顔を洗う。次は朝食で、ヨーグルトとフルーツと食パンを食べ、7時になったら仕事に出かける……という具合に、毎日の暮らしをルーティーン化することは、生活を効率よく進めることができるだけでなく、心を整えることもできます。

同じ行動のくり返しは、次にやるべきことが決まっているため、無駄な迷いがなくなり、気持ちもブレないので、判断力や決断力がアップします。

自分なりのルーティーンを決めよう

緊張やプレッシャーで自律神経の乱れを感じた時、これをすれば必ず落ち着けるという、自分のルーティーンをつくりましょう。

深呼吸をする、コーヒーを飲む、背筋を伸ばして上を向く、壁に掛かっている時計のデザインを見るなどでＯＫ。自分が心地よい行動や別のことに集中するのがおすすめです。

自分なりのルーティーンを行うことで、平常心を取り戻し、どんな場面でも最高のパフォーマンスを発揮できます。

緊張を抑えるテクニック

大勢の前で発表をする、上司と面談などの緊張する場面で行うルーティーンを決めておくと、心の平穏を取り戻しやすくなります。

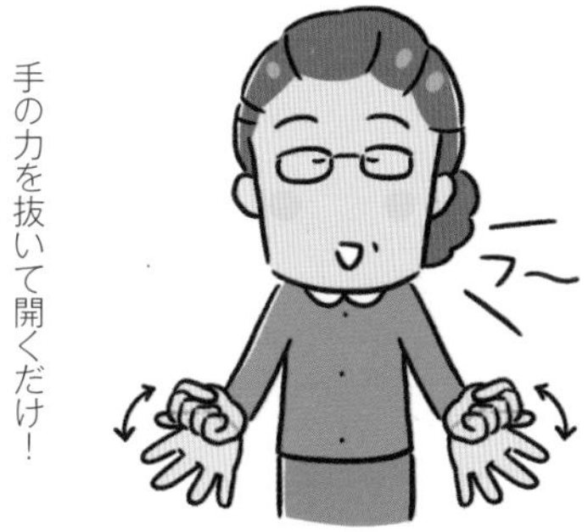
手の力を抜いて開くだけ！
フ〜

手を開くだけで緊張がほぐれる

緊張すると体がこわばるので、手のひらを開くようにしましょう。指が反るぐらい広げると指先の血流がよくなり平常心に戻れます。

時計を見るなど別のことに目を向ける

緊張しているときは部屋や会場の時計を探してみましょう。デザインや文字盤を見ることに視点を変えると、自然に心が落ち着きます。

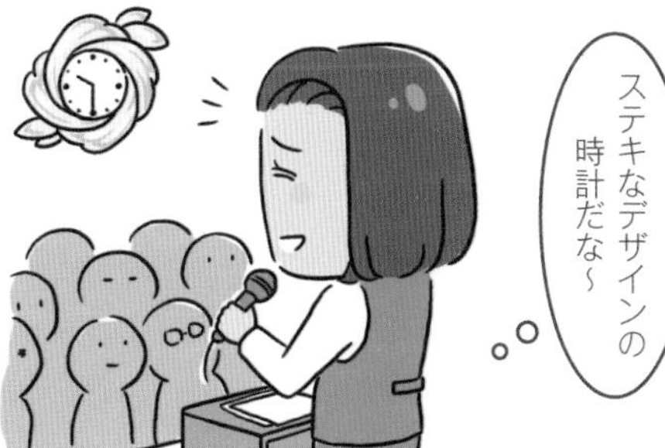
ステキなデザインの時計だな〜

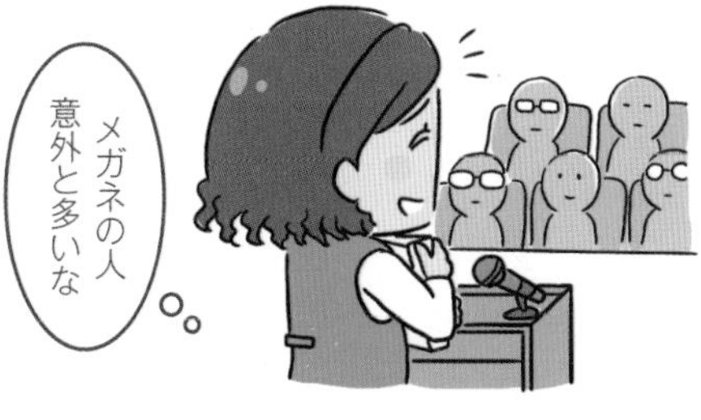
メガネの人意外と多いな

メガネの人を数えるなど意識をほかにそらす

緊張する原因からいったん意識をそらしましょう。会場にいるメガネの人を数えるなどがいい方法。心拍数や呼吸を落ち着かせます。

ネガティブな感情は老化を加速する

ネガティブな感情は細胞に悪影響を与える

怒りやイライラ、不安や悲しみなどネガティブな感情を引きずると、交感神経の働きが高まり、活性酸素が増えて体内の細胞を傷つけてしまいます。

疲労もとれず、さらに脳もストレスを感じるため、メンタル面でも不安定になって、負のスパイラル状態に陥り、老化がすすんだり、病気にかかりやすくなるなど、様々な悪影響が現れることも。

自分なりのルーティーンや気分転換で、できるだけ早く手放すように努力をしましょう。

毎朝、感謝をすると自律神経が整う

毎朝、「無事に今日を迎えることができました。ありがとうございます」など、感謝の気持ちを口に出すことを習慣にしましょう。

朝から愚痴や弱音を言ったり、ネガティブな気持ちに支配されていると、自律神経が乱れた状態が1日中続いてしまいます。

朝は感謝の言葉から始めると、ポジティブな気持ちに切り替わり、自律神経も整うので、充実した1日が過ごせます。

落ち込んだ心を上げるテクニックPart1

落ち込んだ気持ちで１日をスタートしてしまうと、自律神経が乱れて体調が悪くなることも。そんなときは、心を上げる方法を試しましょう。

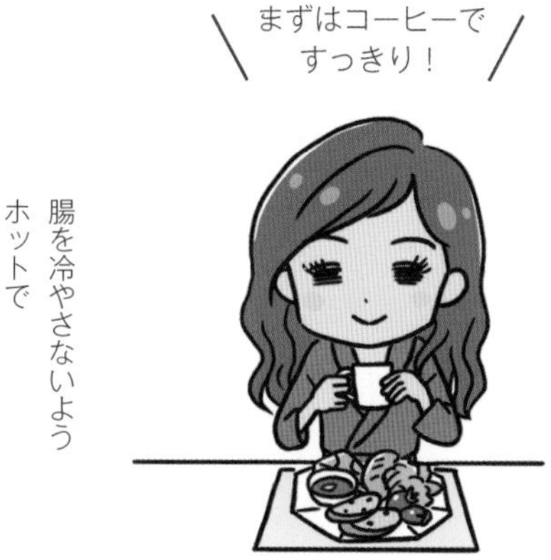
まずはコーヒーで
すっきり！
腸を冷やさないよう
ホットで

カフェインで腸から幸せ物質を分泌

コーヒーに含まれるカフェインは腸でつくられる幸せ物質「セロトニン」(→P39) の分泌量を増やす効果があります。交感神経も活性化し気分もスッキリします。

コーヒーは１日に２～４杯がおすすめの量。気分が落ち込んだときの気つけ薬になります。ただし、１日７杯以上はカフェインの摂りすぎになるので注意。

つくり笑顔が元気を取り戻すきっかけに

笑顔は自律神経のバランスを整え、免疫力も高めるので、心身の健康につながります。本気で笑う必要はありません、つくり笑いでも効果があります。

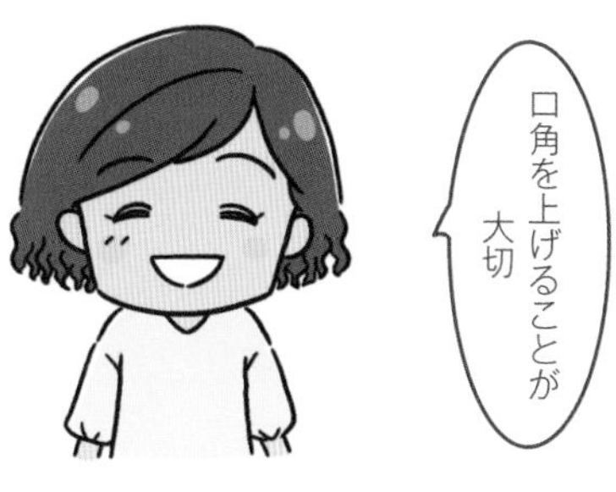
口角を上げることが
大切

口角を上げると筋肉の緊張がほぐれ、血流がよくなり自律神経のバランスが整います。ネガティブな気分のときも、思い切って鏡の前で笑顔をつくってみましょう。

落ち込んだ心を上げるテクニックPart2

自分の発する言葉や行動を変えるだけで、落ち込んだ気持ちから解放されることがあります。すぐにできるので意識して行いましょう。

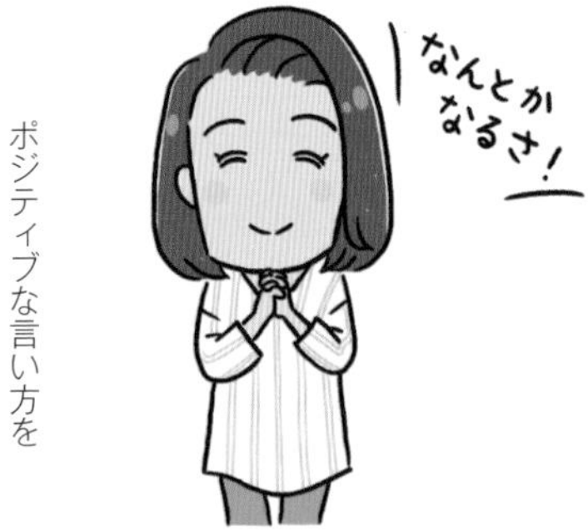
ポジティブな言い方を
なんとかなるさ！

「なんとかなるさ」を口癖にする

予想外のことや不運なことがあっても愚痴を言うのではなく「しかたがない。なんとかなるさ」と気楽に構えると気分も楽になります。

「なんとかなるさ」「まぁいいか」などの言葉は、緊張感やストレスから解放される言葉です。まずはこの言葉をつぶやき、できることからやってみましょう。

できなくてもOK
自分のルールでしばらない

自分で決めた目標やルールを守ることは必要ですが、それにしばられるのはNG。ゆるく続ける程度が、心身ともに健やかでいるコツです。

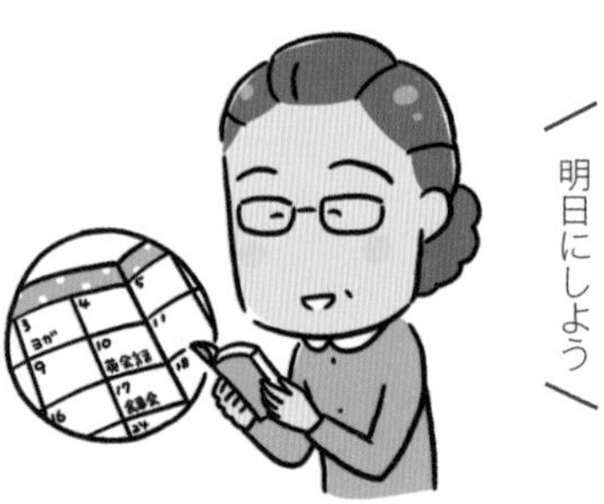
これは明日にしよう

できない日があったら翌日からまた始めれば大丈夫。「こうでなければいけない」ということはなにもありません。おおらかな気持ちでいることが大切です。

落ち込んだ心を上げるテクニック Part3

とことん落ち込んだときに試してみたいテクニック。無理をしないで、そのままの自分を受け入れる行動をとってみましょう。

泣くことで緊張をほぐします

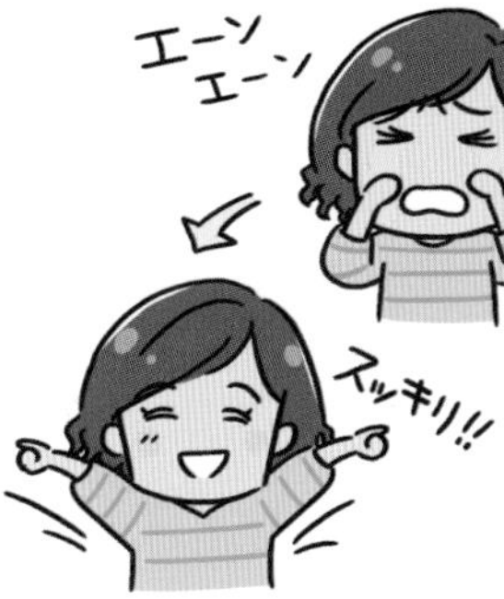
エーン
エーン
スッキリ!!

感情のメーターが振り切れるほど号泣する

泣くことは自律神経を一気に整える荒療治です。泣ける映画やドラマ、歌などで思い切り号泣したあとはスッキリ冷静な気分になります。

号泣すると感情が爆発し、交感神経が急激にアップします。その後メーターが振り切れたように下がり、代わりに副交感神経が急上昇し自律神経のバランスが整います。

無理せず心のままにフィットする色を着る

本当に気分が落ちているときは、無理に気分を変えようとする必要はありません。無理して明るい服を着るのではなく、自分の気持ちにフィットした色を選びましょう。

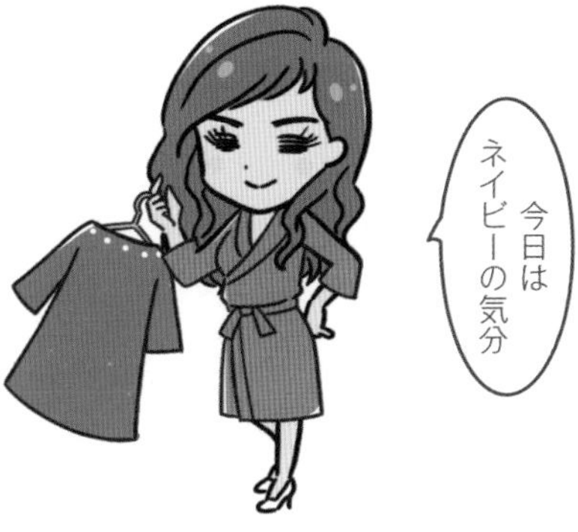
今日はネイビーの気分

無理に明るくする、無理に頑張るのは、実は心にも体にも逆効果。落ちているときはその流れに身を任せ、無理をしないで心のままに過ごしましょう。

落ち込んだ心を上げるテクニックPart4

普段通りの生活を送ることが落ち込みから救ってくれることもあります。できるだけ落ち込んだ気持ちを引きずらないような環境をづくりを。

思い出パワーを身近に

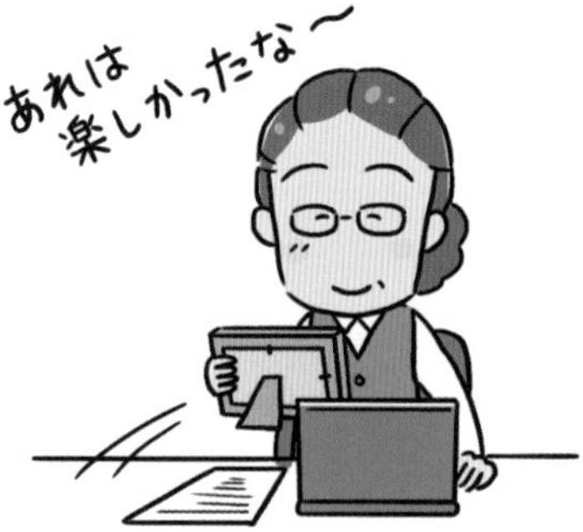
あれは
楽しかったな〜

思い出の写真で勇気や元気、モチベーションを上げる

頑張ったり、楽しかったりした思い出の写真は、勇気や元気、モチベーションを上げてくれます。すぐに見られるところに飾っておきましょう。

写真だけでなく、大切な人からもらったものや、香りなどでも同様の効果が期待できます。大切なのは、それに触れるとうれしく懐かしくなる気持ちです。

失恋で乱れた心と体は生活リズムとともに整えて

失恋による心と体の乱れや落ち込みは、生活リズムを整えることが何よりもリカバーできる方法です。早めに自分の日常に戻りましょう。

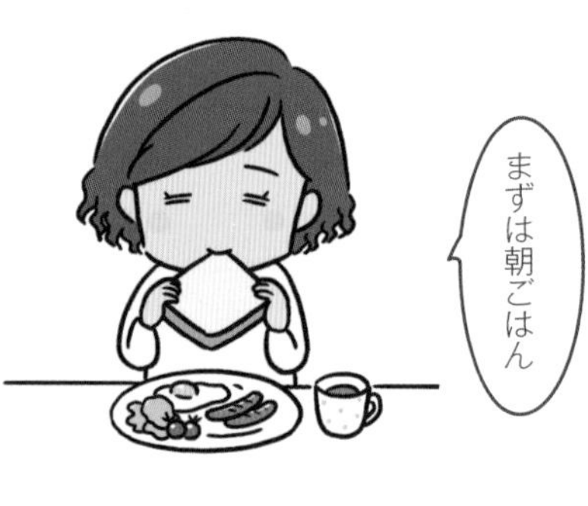
まずは朝ごはん

髪を切る、ネイルサロンに行くなどリフレッシュしながら、生活リズムを整えることで自律神経も安定し、心が落ち着いてきます。

落ち込んだ心を上げるテクニックPart5

自分の心の容量や落ち込み始めたときの対処法を知ることで、うまく感情をコントロールできるようになります。

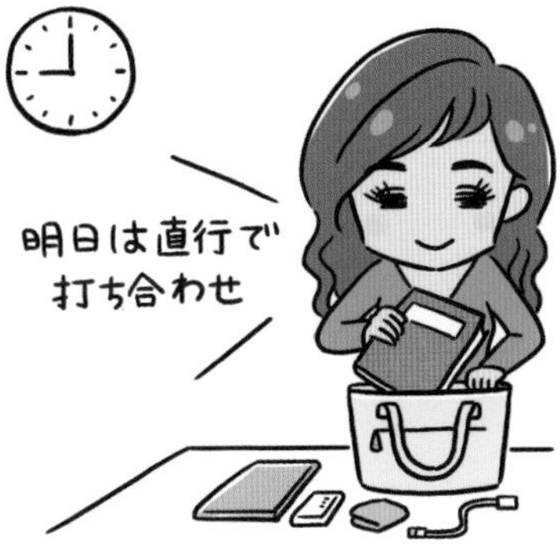
明日は直行で
打ち合わせ

日曜の夜は明日への準備で気持ちを上げる

休日の終わる夜９時以降は、明日からの準備に集中することで、自律神経が整い、気持ちよく月曜の朝が迎えられます。

来週の予定をチェックする、明日の服を準備する、ゆったり入浴するなどもおすすめ。気持ちが切り替わり、月曜も明るくスタートが切れます。

自分の心の器の容量を知っておく

ストレスが自分の許容範囲を超えてしまうと、自律神経が乱れ、心も体も壊れてしまいます。自分の心の器の容量を知っておくことが大切です。

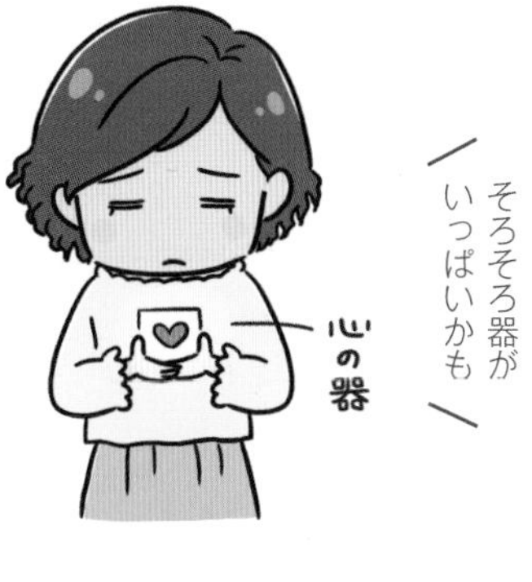
そろそろ器が
いっぱいかも
心の器

心の器は自分の物差しで測ればいいので、小さくてもかまいません。自分の器の容量を自覚し、いっぱいになってしまう前に対処しましょう。

タッピングで気軽にリラックス

自律神経のツボに軽い刺激を与える

頭や顔には自律神経を整えるツボがたくさんあります。このツボをタッピングで刺激するとリラックスできます。

タッピングとは手の指で頭や顔、腕を軽くトントン叩く方法。タッピングで筋肉や血管を刺激すると血流がよくなります。すると副交感神経が優位になるので、リラックスできます。

体が緊張しているときや、息苦しさを感じたとき、疲れがたまっているとき、肩こりの緩和などにもおすすめです。

叩き方のポイントは触れるか触れないか程度の軽い力で行うこと。強い力だと交感神経が高まり逆効果になるので注意しましょう。

食後のタッピングで消化がスムーズに

タッピングをすると血流がよくなり、腸の働きも活性化します。

毎食後に行うと消化・吸収がスムーズになり、便秘の解消にもつながります。便秘のときは、便座に座ってタッピングしましょう。便秘がちな人はこれを習慣にすれば、腸内環境が整います。

またタッピングをすると、気持ちの切り替えがスムーズになります。仕事や人間関係でイライラしたり、悩んだときにもやってみましょう。就寝前に行うと快眠効果も期待できます。

お手軽タッピングでストレス緩和

いつでも手軽に行えるタッピングは様々な効果があるので、気軽に取り入れましょう。手指を清潔にしてから行ってください。

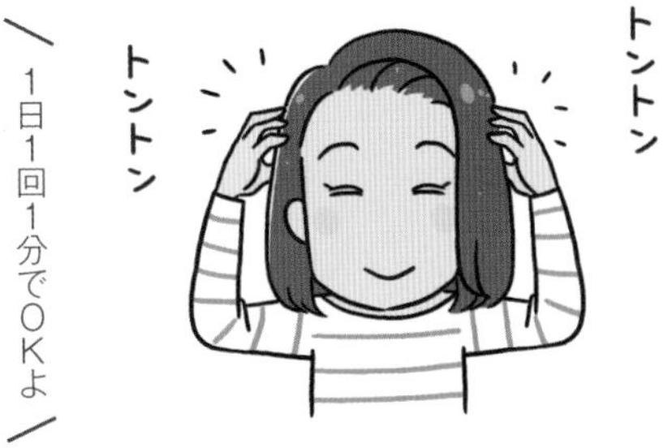
1日1回1分でOKよ
トントン
トントン

体の緊張もほぐれます

肩こりや頭痛予防にも 頭のタッピング

両手の指３本（人差し指、中指、薬指）を中心に使って行います。頭の前から後ろへ、側頭部は上から下へ向かって軽く叩きます。

リズミカルに額からあごまで 顔のタッピング

頭と同様３本の指で、額→眉間→眉→目のまわり→鼻の下→あごの順に軽く叩きます。トントンとリズミカルに行いましょう。

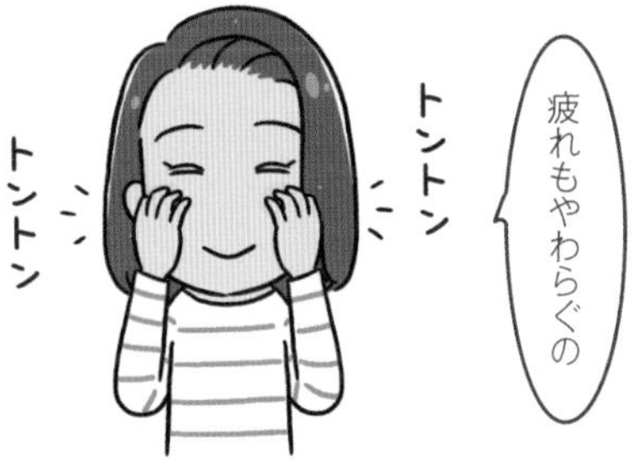
疲れもやわらぐの
トントン
トントン

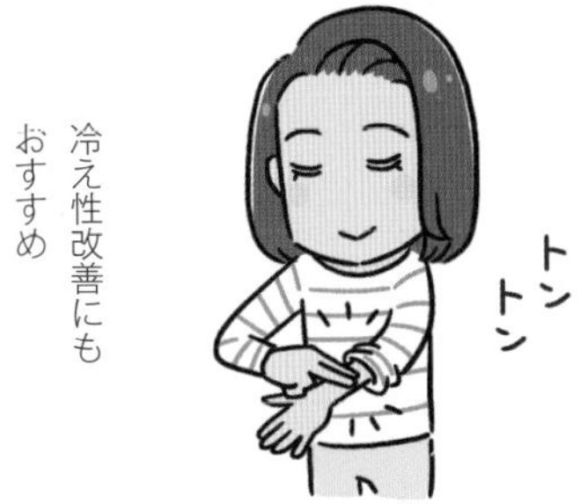
冷え性改善にもおすすめ
トン
トン

イライラしたときに軽く 腕のタッピング

手首の外側から指３本分ほどひじ側の部分に副交感神経を上げるツボがあります。イライラしたときは、そこを指２本（人差し指、中指）で軽く叩いて。

やることが多くて焦ったら ひとつずつ片付ける

やることが多ければ 最優先にすることに集中

仕事やプライベートでやるべきことが重なり、焦ると自律神経が乱れます。体も心もダメージを受けるので、余計にうまくいかなくなります。

そのようなときは、作業の見通しをつけ、「今」やるべきことに集中し、ひとつずつ片付けていくことが大切です。ひとつの作業が終わるまでは、ほかのことを考えないようにします。今に集中すると物事がスムーズに進みます。

発想力や企画力が必要な作業は、脳がもっとも活性化する朝に行うといい結果につながります。逆に午後は深く考えなくてもいい機械的な作業をするのに向いています。

早口になったら ゆっくりを心がける

感情が高まっていると、つい言わなくていいことを口にし、相手を怒らせてしまうことも。

緊張や不安、怒りや悲しみなどによって、早口でまくしたてたい気持ちになったときこそ、ゆっくり話すことを心がけましょう。

早く相手を黙らせたい、やりこめたいという気持ちになったら、焦らずに相手の話を聞き、自分が発言をするときは、ひと呼吸おくこと。深い呼吸をして副交感神経を高めると、心に余裕ができるため、冷静に対処でき、周囲からの信頼もアップします。

焦りを感じたときのテクニック

やるべきことがたくさんあって焦ってしまうときほど、落ち着いて物事に対処することが必要です。今やるべきことを明確にしましょう。

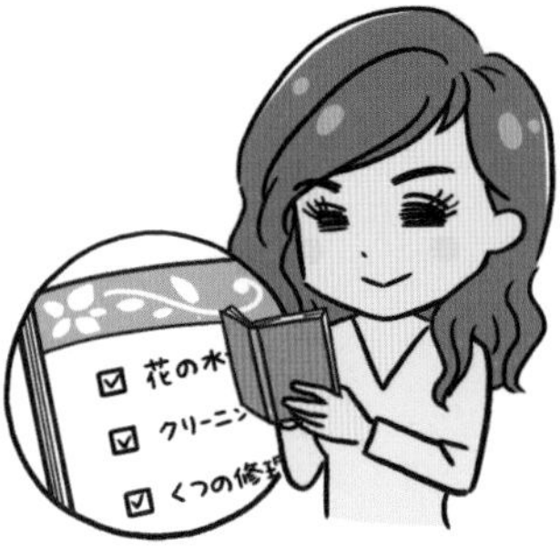
今日やることは順調ね
終わったものを消すと達成感が出ます

メモを書いて優先順位を決める

やるべきことを思いつくままメモに書きだし優先順位をつけます。順位を決めると頭の中で整理され、作業もスムーズに進められます。

やることはひとつずつ集中して確実に処理していきましょう。終わったものから印をつけて消していくと自信と達成感が生まれ、自律神経の安定にもつながります。

焦ったときは自律神経を上手に使う

焦っているときほど、自律神経を整えることを考えましょう。「1:2の呼吸」(→P139) で副交感神経を高めるとコンディションがよくなり、作業が順調に進みます。

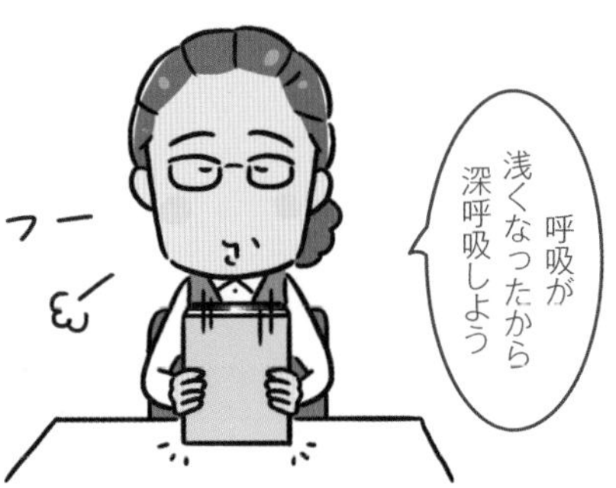
フー
呼吸が浅くなったから深呼吸しよう

自律神経をコントロールするコツを身につけて、ほどよく副交感神経を高めて、自分の能力を最大限に発揮しましょう。

疲れたら、ため息で心と体をリセットする

ため息は体に幸せを呼び込んでくれる

ため息はネガティブな印象がありますが、自律神経の面からみると体にいいものなのです。

心配や悩みを抱えていたり、仕事でキャパオーバーになっていると、体が緊張でこわばり、呼吸が浅くなって血管も収縮するため、自律神経も不安定になっています。

ここでため息を我慢すると、ますます血流が悪くなり、頭痛や肩こりなど身体的な不調につながることもあります。

ため息はゆっくり大きく息を吐くこと。実はこれが心と体をリセットし、幸せを呼び込む大きなチャンスとなるのです。

大きくため息をついて副交感神経の働きを高める

ため息を「ふぅ〜」とゆっくり長く吐き出すことで、浅かった呼吸が深くなり、滞っていた血流がよくなります。酸素の供給量も増えるので、手足の細胞や脳、臓器など、すみずみまで酸素がいきわたり、副交感神経の働きが高まるのです。

緊張でこわばった体もほぐれて、自律神経のバランスがリセットされ、気持ちの切り替えがスムーズになります。

ため息は幸せが逃げるのではなく、むしろ気持ちを立て直してくれるいい習慣です。思う存分ため息をついて、自律神経を安定させるのに役立てましょう。

疲れたときのテクニック

疲れているときや気持ちが滅入っているときは、自然と背中が丸くなりうつむきがちに。そんな時は自律神経を整えてリフレッシュしましょう。

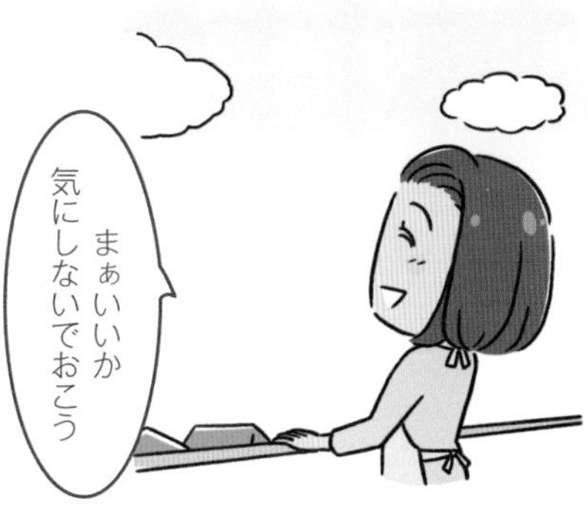
まぁいいか
気にしないでおこう

空を見上げるという アクション1つで心に変化が

おでこが天に向かい、視線も上がり、気道が開きます。「まぁいいか」とひと息つけば気分もリセットされ、心配事や緊張から解放されます。

肩の力を抜いて、胸を張って行いましょう。空を見ながらひと息つくと副交感神経が高まり、ストレスがスーッとひき、自然と癒されます。

チョコレートで血流アップ 仕事もスムーズに！

デスクワークの疲れや、イライラの解消、脳の疲労回復に役立つのがチョコレート。おやつに、少し食べると頭がさえてきます。

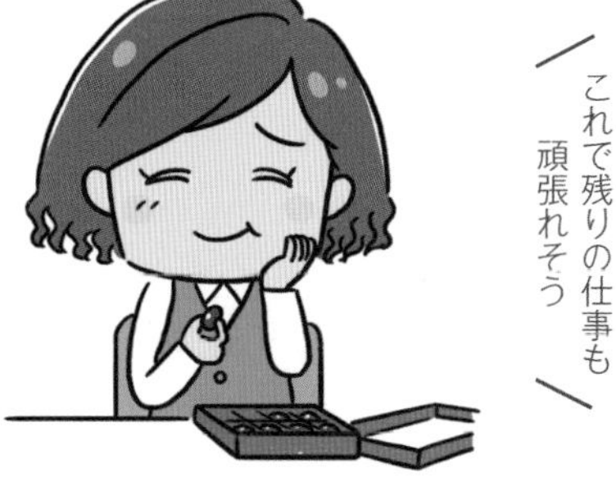
これで残りの仕事も
頑張れそう

チョコレートの主原料のカカオには血流をよくする効果があり、含まれる成分のテオブロミンが副交感神経を活性化し、リラックスします。

いい人間関係は いい自律神経がもたらす

イライラや不安は周囲に伝染する

緊張やイライラ、不安などが強く、自律神経のバランスが崩れていると、職場、友人たちのグループ、家族など、周りの人にもそれが伝染してしまいます。それにより人間関係もぎくしゃくしてしまうことも。

反対に自律神経が安定した人が、落ち着いた立ち居振る舞いや声かけをすることで、悪い流れを断ち切り、その場の雰囲気をガラリと変えることがあります。

人間関係がうまくいかないと感じるときは、まず自分の自律神経を安定させることを意識してみましょう。

親のイライラが子どもの自律神経を乱す

家庭では親の自律神経のバランスが重要です。職場での仕事内容や人間関係でストレスを抱えている、育児に不安があるなどで自律神経のバランスが乱れていると、子どもの自律神経も乱れ、心身の不調をきたすことがあります。

また、日々「早くしなさい」と急かしてばかりいると、子どもの交感神経が過剰に刺激され、落ち着きのない状態に。子どもの能力ややる気をひきだすこともできません。大人が自律神経を安定させ、ゆったり接することで、子どもの自律神経の安定と健やかな成長につながります。

人間関係のストレスをほぐすテクニックPart1

苦手な人との関係をストレスと感じずに、スマートにやり過ごすことができる行動のテクニック。自分自身を守るためにもぜひ身につけましょう。

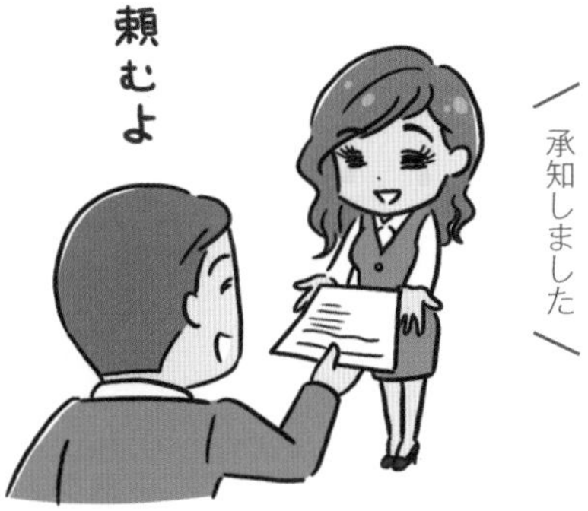
頼むよ
承知しました

「承知しました」で迷いを吹っ切る

内心、乗り気でない仕事や頼まれごとでも、断れないものなら快く「承知しました」と言いましょう。自分の迷いを吹っ切り、相手へも好印象に。

「沈黙は金」不平不満は言わない

こみ上げる怒りや不満は口には出さずこらえるように。相手に問題があっても、冷静になってから穏やかに指摘するほうが後々スムーズです。

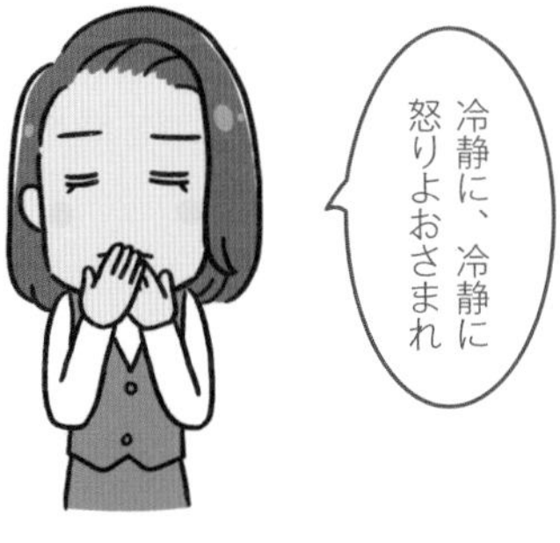
冷静に、冷静に
怒りよおさまれ

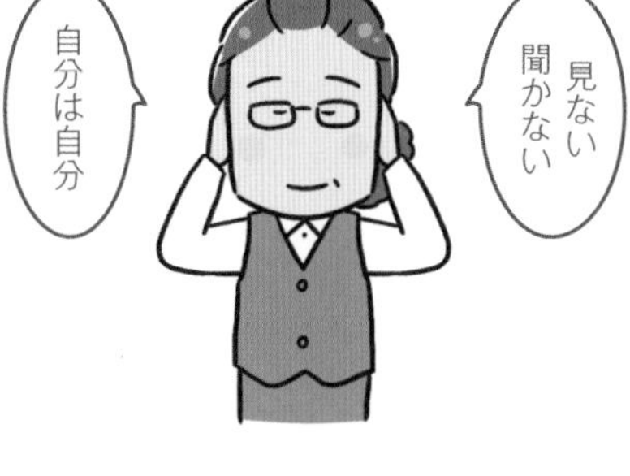
自分は自分
見ない
聞かない

ネガティブな話は見ない、耳を貸さない

他人からの批判やネガティブな話は聞かない、余計なものは見ないと決めると、自分の心も惑わされず他人の言動も気にならなくなります。

人間関係のストレスをほぐすテクニックPart2

その場の雰囲気に流された言動は、ストレスをためることになりがちです。すぐに応えず、時間を開けることで自分のペースを取り戻してから動きましょう。

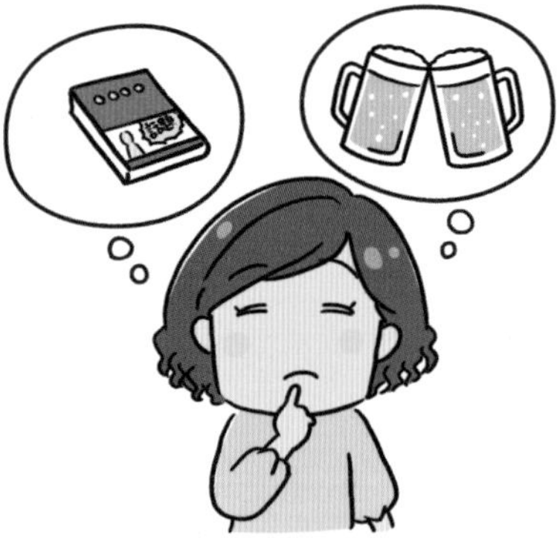

飲み会の誘いに その場の雰囲気で返事しない

あまり気が乗らない飲み会の返事を、雰囲気に流されて即答すると後悔しがちです。最低でも１日は自分の気持ちと向き合う時間をとってから返事を。

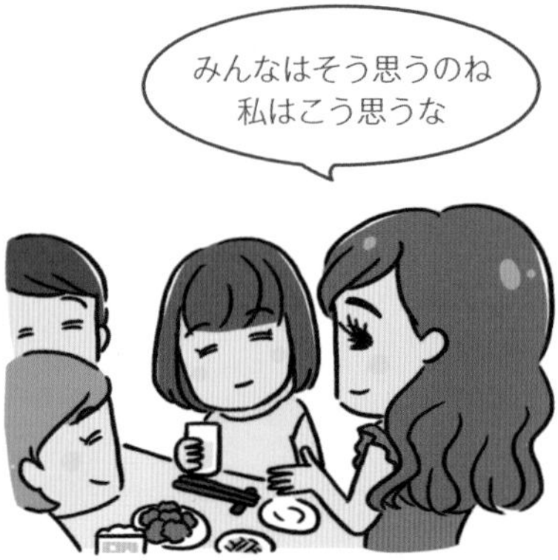
みんなはそう思うのね
私はこう思うな

最後に話すと 自分のペースに巻き込める

大勢で話すような場所では、みんなの話を聞きいたうえで発言しましょう。落ち着いて会話ができ、自分のペースに巻き込めます。

最後に話すと、その場の状況をきちんと見ることができ、自分の立ち位置もわかるため、ポイントをつかんで無駄なことを話さずにすみます。

人間関係のストレスをほぐすテクニックPart3

自分も相手も穏やかになり人間関係が円滑になる言葉があります。意識して使うと、心に余裕が生まれ自律神経が整います。

「ありがとう」で夫婦関係をも円満に

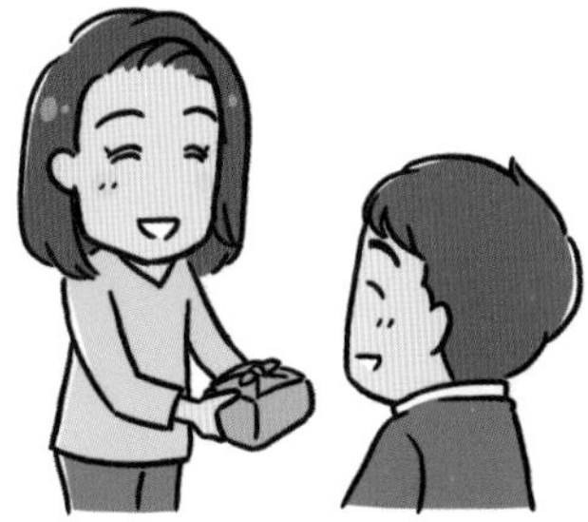

「ありがとう」はきちんと口に出して伝える

「ありがとう」という言葉は自分も周りの人も心が安定し、続く会話も穏やかになります。意識して口に出すことで自律神経が整います。

お店の人や配達の人などへ感謝ができるかどうかは、自律神経の乱れのバロメーターでもあります。余裕がないときほど「ありがとう」を伝えてみましょう。

心に余裕が生まれる「お先にどうぞ」

競うのではなく「お先にどうぞ」と伝えることで心の余裕が生まれ、そのあとお互いが気持ちよく過ごせるようになります。

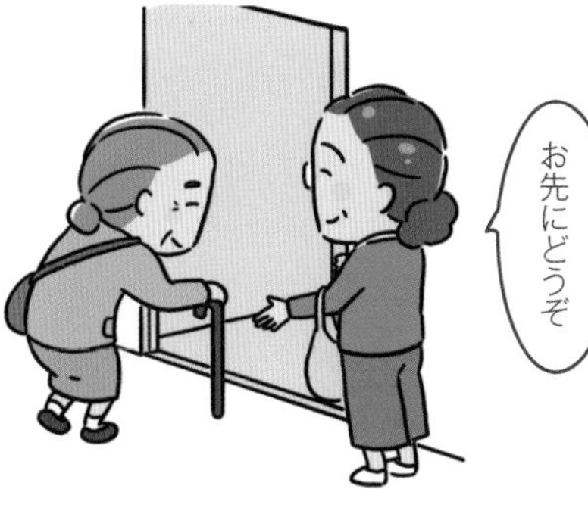

たまたま居合わせた人に対して、「お先にどうぞ」と伝えたり、心の中で「お幸せに」と願うことができる状態は、副交感神経の安定につながります。

人間関係のストレスをほぐすテクニックPart4

恋愛は自律神経を整える「最高の魔法」といえます。いい恋愛で心が満たされれば、自律神経も安定します。

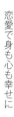

恋愛で身も心も幸せに

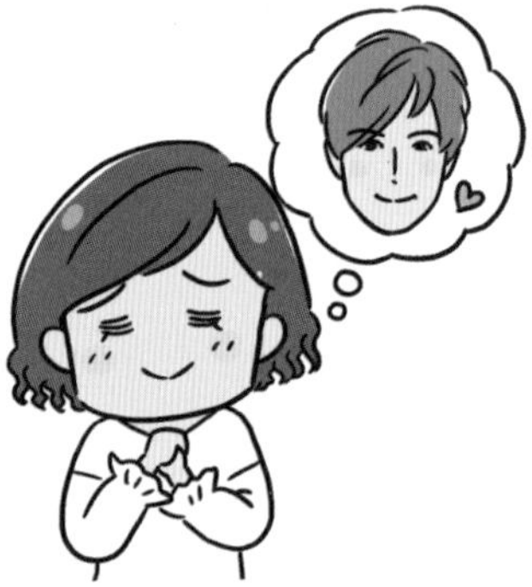

いい恋愛は 自律神経を整えてくれる

恋愛をすることで自分では気づいていない魅力が引き出され、心も体も幸せできれいになります。心のときめきを感じる片思いでも効果が。

いい恋愛というのは、相手のことを思うだけで自分がうれしく幸せになり、さらに相手の幸せも心から願えるような、やさしい気持ちを持てる恋愛です。

モテるのは 自律神経レベルが高い人

自律神経が整い安定している人は、心に余裕があるので、相手のことをしっかり観察して応えることができます。それが魅力的に見えるのです。

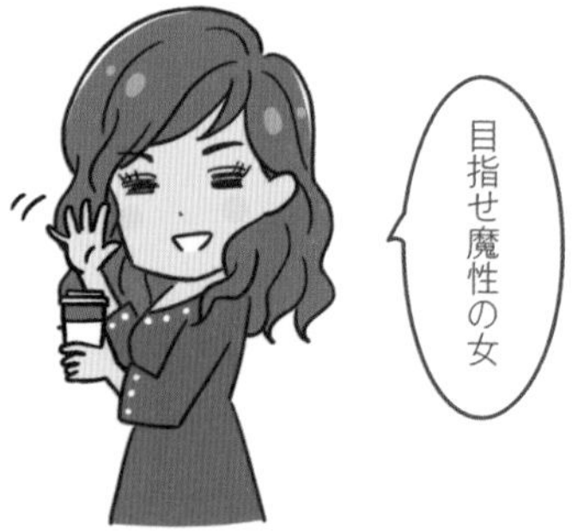

心に余裕があると、相手の話もじっくり聞くことができ、いい意味で駆け引きも可能。まさに「魔性の人」です。自律神経の安定は恋愛をうまくいかせるコツのひとつです。

人間関係のストレスをほぐすテクニックPart5

人と触れ合うことはストレスを軽減します。自分自身が心地よく、お互いを認め合える相手がいると自律神経が整います。

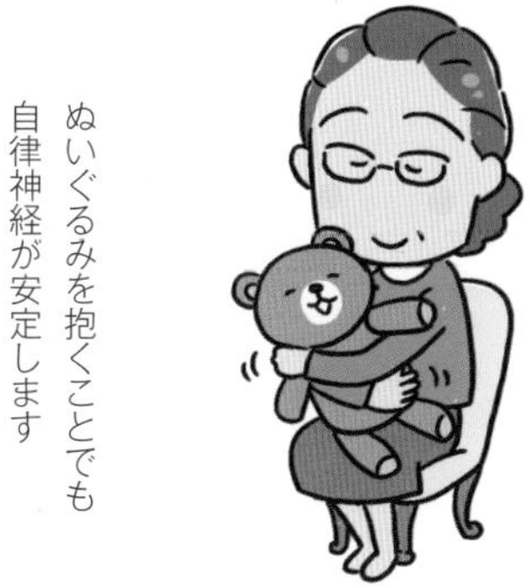
ぬいぐるみを抱くことでも
自律神経が安定します

会話とスキンシップを大切にする

相手の言葉に共感し、思いやりのある楽しい会話、触れ合う、見つめ合う、ハイタッチなどのスキンシップはストレスを軽減します。

家族や親しい友人との食事や笑いあったりすること、またペットをギュッと抱きしめることでも、ストレスを解消し自律神経の安定につながります。

自律神経を安定させてくれるそれがベストパートナー

心も体ものびのびと楽しく元気になれる、つまり一緒にいて自分の自律神経を安定させてくれる人がベストパートナーです。

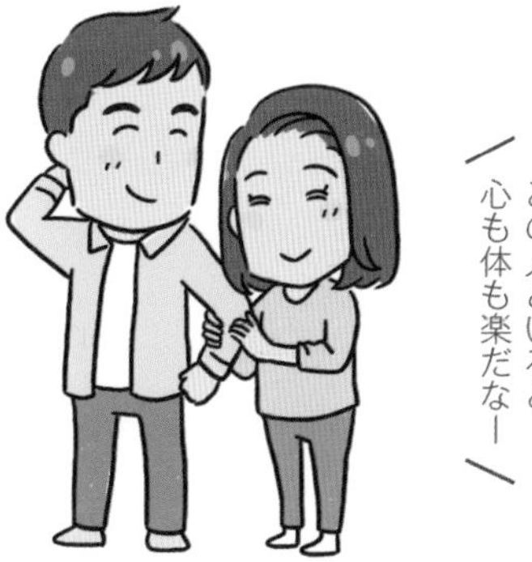
この人といると
心も体も楽だなー

価値観や趣味が合っても一緒にいると気分が落ち着かない、気分が上がらないというのであれば、それがストレスに。自分の心が楽でいられる人を選ぶといいでしょう。

ストレスを軽くするには
ストレスから逃げない

適度なストレスがないと細胞が死んでしまう

実は医学的には適度なストレスがないと、細胞が死んでしまうといわれています。この「適度な」というのがポイントで、すべてのストレスから逃げたり、感じないようにしたりするのではなく、あえて感じて受けとめていくというのが大切なのです。

まずは何がストレスなのか（家庭、仕事、健康など）を明確にして意識します。すると対応策を見つけることができ、その時点でストレスは軽減されています。

ストレスから脱げずに、向き合うことで、ストレスと感じなくなります。これが適度なストレスです。

緊張の糸を1本残すのが成功のカギになる

自律神経を整えるためには、緊張や怒りを収め、頑張りすぎないでリラックスすることが大切。

ですが、すべての緊張をゆるめてしまうのもよくありません。緊張の糸が完全に切れてしまうと副交感神経が上がりすぎて、油断につながることも。

緊張の糸を1本残すことこそ、自律神経の安定には大切。たとえばスポーツ選手は、完全に緊張感をなくしてしまうと、かえって失敗してしまうことがあります。かすかにほほ笑むことができるくらいの程よい緊張感を残しておくことで、自律神経のバランスが保たれ、いいパフォーマンスにつながるのです。

自分を好きになるテクニック

自律神経を整えるためには、自分を好きになることも大切。自分に自信がない、自分が好きではないと感じている人は少しずつでも実践してみましょう。

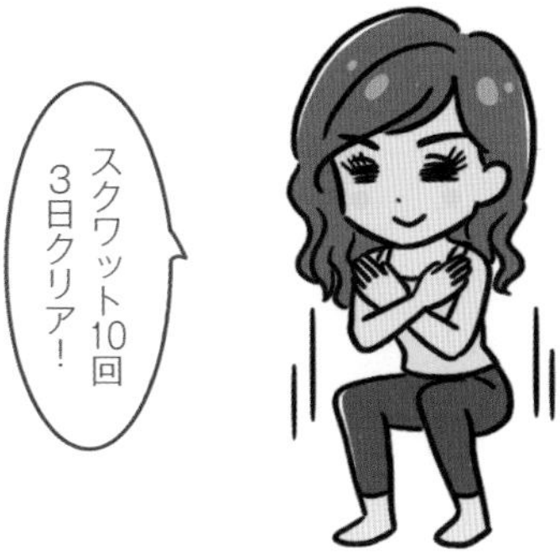
スクワット10回
3日クリア！

小さな成功の積み重ねが大きな自信になる

目標を達成すると、自信が生まれます。小さな成功で得た小さな自信でも、積み重ねていけば大きな自信になります。

エスカレーターではなく階段を使う、スクワットを10回する、という目標を立て３日→１週間→１ヵ月守った。そんな小さな達成や成功を積み重ねましょう。

コンプレックスも使い方次第

誰にでも少なからずあるコンプレックスは、ときに自律神経を活性化して、自分を変えようというやる気につながります。「私なんて…」と考えず、なりたい自分をイメージしましょう。

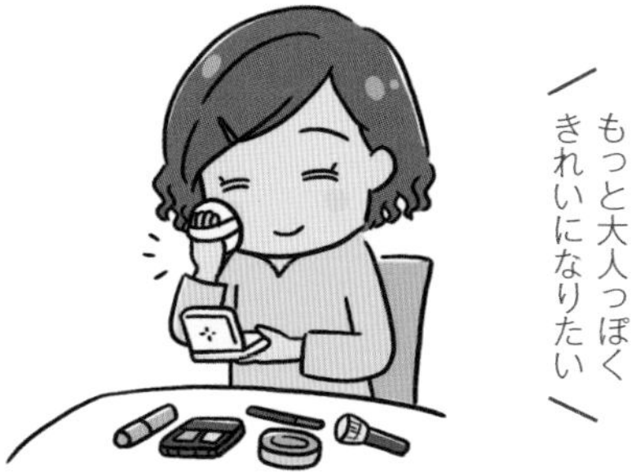
もっと大人っぽく
きれいになりたい

コンプレックスがあるからこそ、湧き出る「もっとよくなろう」「頑張ろう」という気持ちは、自律神経の刺激になり、血流がよくなり細胞が活性化します。

column

首をほぐしてリラックス

なかなか疲れがとれないときは、首まわりをほぐすことでリラックスすることができ、自律神経も整います。

首をゆるめるツボを親指や中指で押す

「完骨」「風池」「天柱」の順で、下へずらしながら両手の親指で押します。後頭部の「百会」は両手の中指で押して。

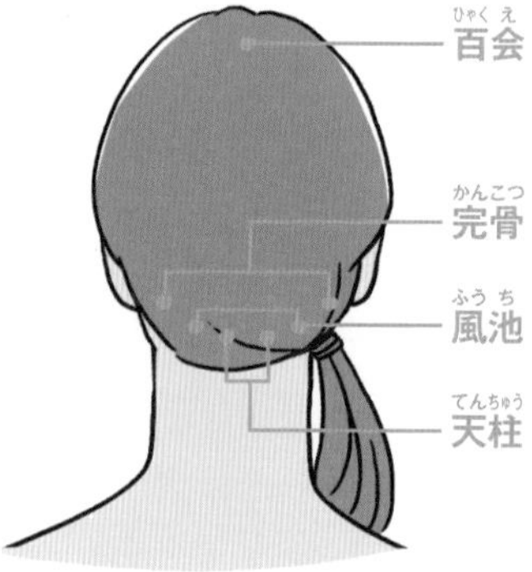

百会《ひゃくえ》
完骨《かんこつ》
風池《ふうち》
天柱《てんちゅう》

頭のツボ押しで気持ちをリラックス

首のまわりには、自律神経に関係する「迷走神経」や「星状神経節」があり、首が凝っていると神経の動きが悪化し、自律神経にも悪影響をおよぼします。

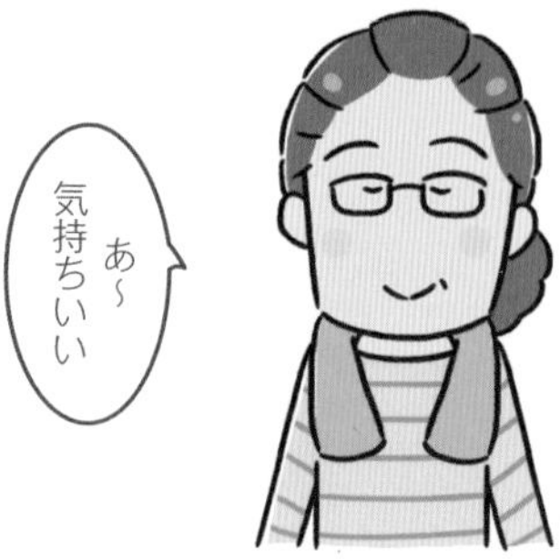

あ〜
気持ちいい

体全体も温まる

ホットタオルで首を温める

首と鎖骨の境目にある星状神経節という神経のツボをホットタオルなどで温めると副交感神経が優位になりリラックスできます。

5章

自律神経を整える運動

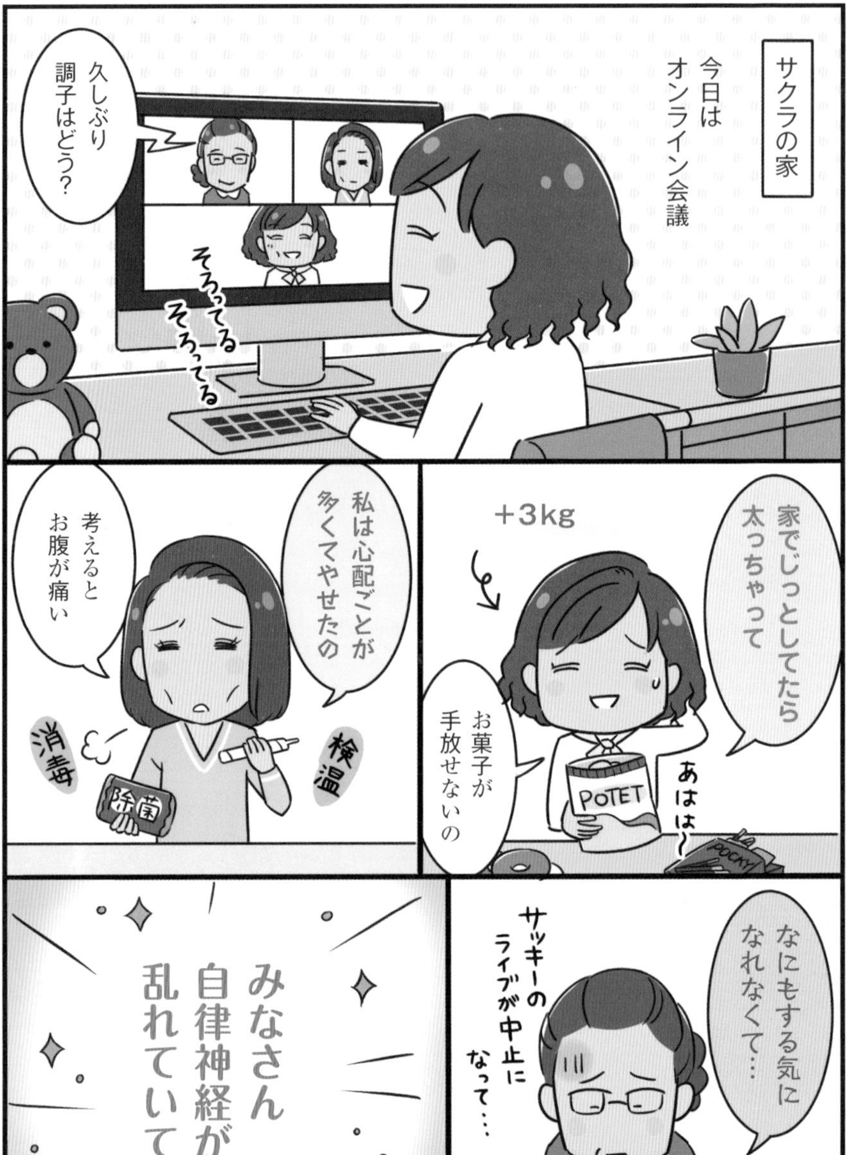
サクラの家
今日はオンライン会議
久しぶり調子はどう？
そろってる
そろってる
家でじっとしてたら太っちゃって
+3kg
お菓子が手放せないの
あはは～
POTET
POCKY
私は心配ごとが多くてやせたの
考えるとお腹が痛い
検温
消毒
除菌
なにもする気になれなくて…
サッキーのライブが中止になって…
みなさん自律神経が乱れていてよ
ピローン

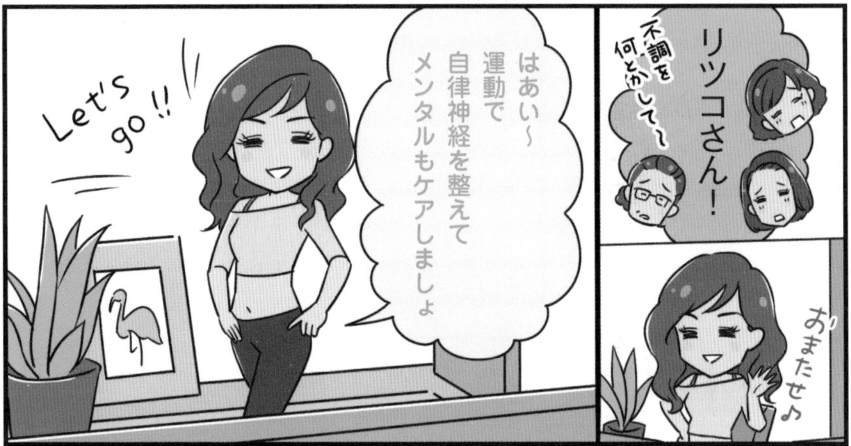
リツコさん！
不調を何とかして～
おまたせ♪
はあい～
運動で自律神経を整えてメンタルもケアしましょ
Let's go!!

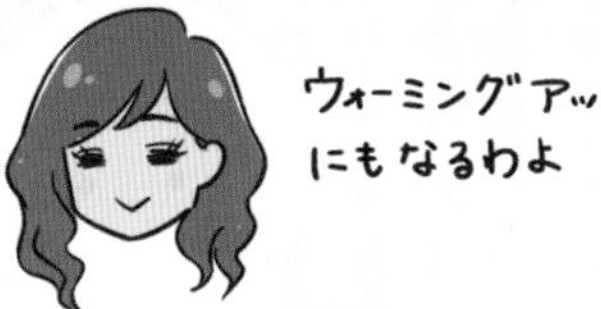
ウォーミングアップにもなるわよ

1：2の呼吸

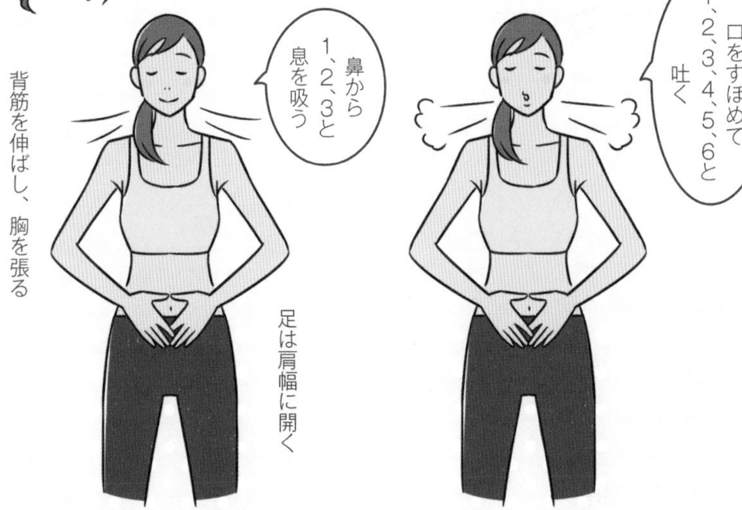

❶ 両手で逆三角形をつくり、おへそを囲むようにお腹に当てる。三角形の頂点に空気を送るイメージで、鼻から３秒息を吸う。

❷ 口をすぼめ、６秒かけて息を吐く。お腹を背中にくっつけるイメージでお腹にたまった空気を出し切る。

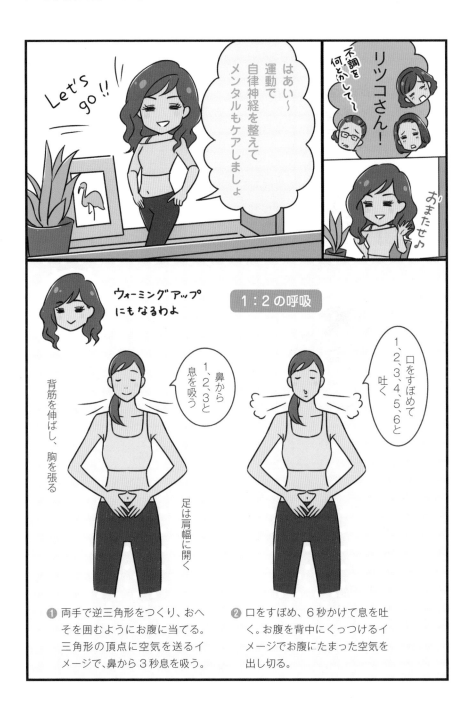

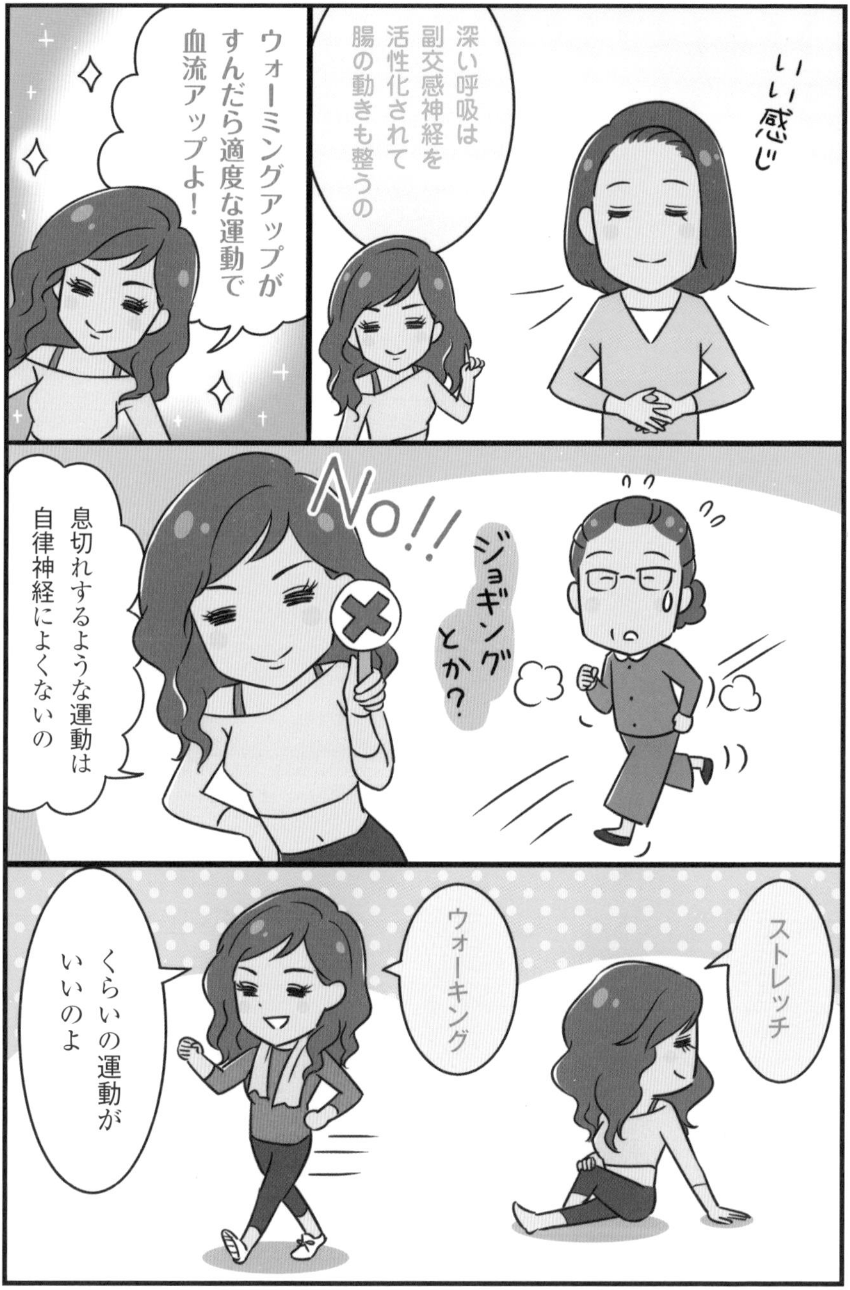
いい感じ
深い呼吸は
副交感神経を
活性化されて
腸の動きも整うの
ウォーミングアップが
すんだら適度な運動で
血流アップよ！
ジョギングとか？
No!!!
息切れするような運動は
自律神経によくないの
ストレッチ
ウォーキング
くらいの運動が
いいのよ

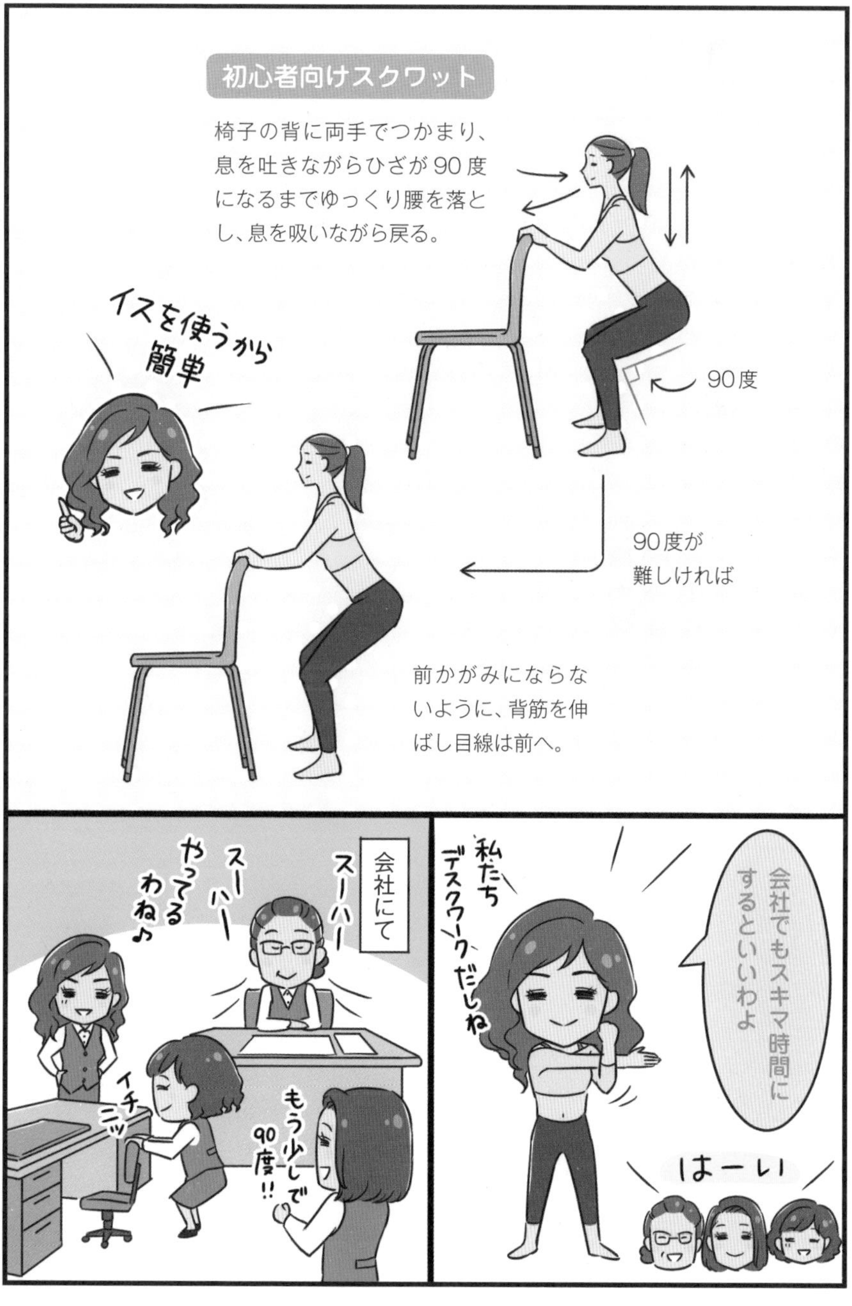
初心者向けスクワット
椅子の背に両手でつかまり、息を吐きながらひざが90度になるまでゆっくり腰を落とし、息を吸いながら戻る。
90度
90度が難しければ
前かがみにならないように、背筋を伸ばし目線は前へ。
イスを使うから簡単
会社でもスキマ時間にするといいわよ
私たちデスクワークだしね
はーい
会社にて
スーハー
スーハー
やってるわね♪
イチニッ
もう少しで90度!!

「1：2の呼吸」で心と体を健やかに

呼吸は自律神経と深くかかわっている

自律神経には、車のアクセル役の交感神経とブレーキ役の副交感神経があります。健康を維持するにはこれらのバランスを整えることが大切です。

自律神経を整えるポイントのひとつに、私たちが無意識に行っている「呼吸」があります。

不安や怒りなどネガティブな感情があると交感神経が優位に働くため、速くて浅い呼吸になりがちです。

逆にゆっくりとした深い呼吸を意識して行えば、副交感神経の働きが強まります。すると血管が広がって血圧が下がり、全身の血流がよくなるので、心身がリラックス状態になります。

1対2の呼吸で自律神経を整えよう

1対2の呼吸（→139ページ）は、鼻から息を吸うのが1、口から吐くのが2の割合を意識する呼吸法です。目安として1日1回、1分間行います。

イライラしたとき、焦りやプレッシャーを感じたときなどに行うと、副交感神経の働きが強まり、リラックスできます。

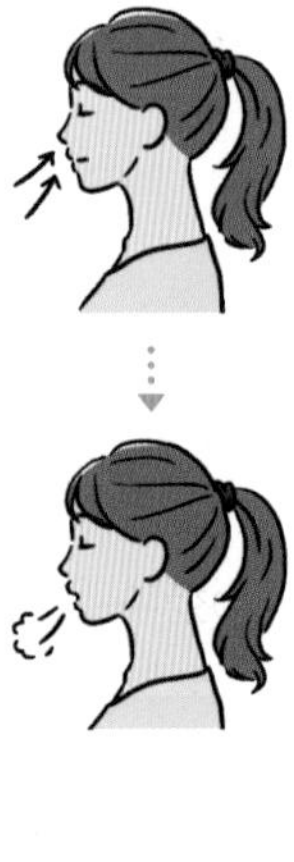

吸うのが1、吐くのが2の割合で呼吸します

1：2の呼吸の効果を高める3つのコツ

1：2の呼吸の健康効果を得るには、ちょっとしたコツがあります。自分のペースで無理なく楽しみながら続けましょう。

余裕があれば
1日何回行ってもよい

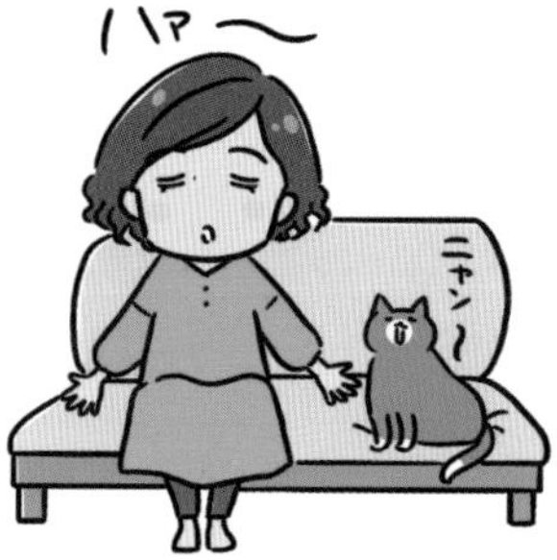

長さや回数にこだわらず ゆっくりと深い呼吸を意識

「3秒で吸い、6秒で吐く」が基本ですが、吐く時間の方が長ければきっちりの秒数でなくてもOK。深くゆっくりとした呼吸を意識することが大切。

上半身をしめつけない ゆったりした服で

きつい服は血行不良の原因になったり、肺がうまく膨らまずに深い呼吸ができないことも。上半身がゆったりした服がおすすめ。

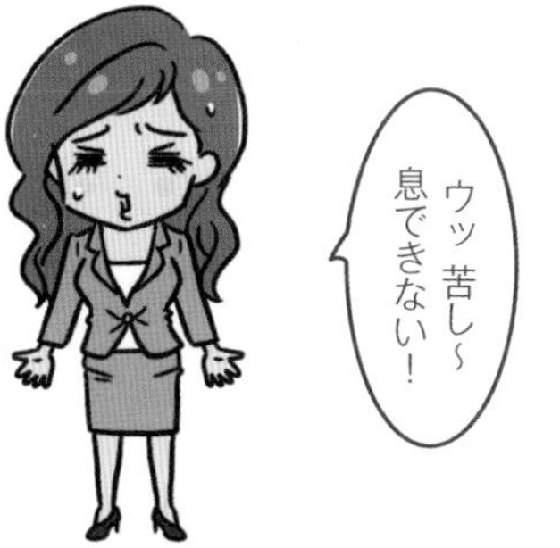

心地よいと感じるものを
イメージして

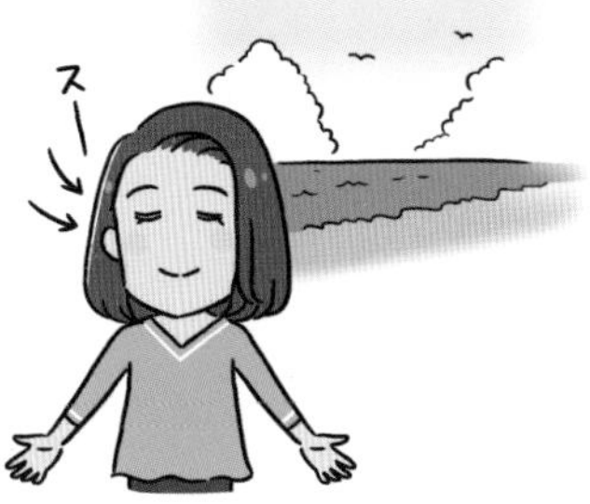

ポジティブなイメージを 頭に描きながら呼吸する

ストレスや不安があると自律神経が乱れ、呼吸法の効果も下がります。頭を切り替え、ポジティブなイメージを描いて呼吸しましょう。

1：2の呼吸が自律神経を整えるのはなぜ？

ゆっくり深く吐くと副交感神経の働きが高まる

私たちは肺の周りの筋肉や横隔膜（肺と胃の間にある筋肉の膜）を動かして呼吸をしています。肺が自分の力で膨らんだりしぼんだりするわけではなく、呼吸時に肺の周りにたくさん集まっている自律神経が、肺が動くように命令を出しているのです。

ですから、ゆっくり深く息を吐くと、横隔膜が大きく動き、肺に圧力がかかって血流がアップします。すると副交感神経が刺激されて、働きが高まります。1対2の呼吸で、息を吸うより吐く時間が長くするのは、まさにこのためです。

深い呼吸は腸のマッサージにもなる

食べものから得た栄養は、腸のぜん動運動（交感神経の指令で広がり、副交感神経の指令で縮む）によって体に吸収されます。1対2の呼吸で自律神経のバランスが整うと、この腸の動きが活発になり、栄養が十分に吸収されるだけでなく、便秘の原因になる老廃物を排出しやすくなります。

また、深い呼吸をすると横隔膜が上下によく動いて腸のマッサージになるため、腸内環境の改善にもつながります。

ストレスの多い生活では交感神経が優位になりがちですが、呼吸によって意識的に自律神経のバランスを整えましょう。

1：2の呼吸にはこんな効果が！

自律神経が整うと、腸が元気になり、血流がよくなり全身に十分な酸素と栄養が届きます。呼吸法を習慣づけて、病気の予防・改善に役立てましょう。

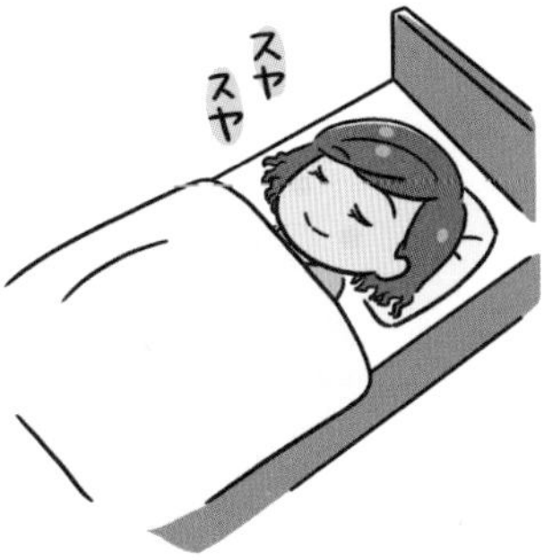

快腸・快眠で肌もピカピカに

副交感神経の働きを強め不眠を予防する

1：2の深い呼吸によって副交感神経が優位になると、腸の働きがよくなります。その結果、ストレスや不眠、便秘、がんの予防などの効果が期待できます。

免疫力を高めてウイルスやアレルギー物質を撃退する

免疫力が下ると、感染症やウイルスによる病気、花粉症などアレルギーの病気にかかりやすくなります。1：2の呼吸で腸を整え、免疫力をアップ！

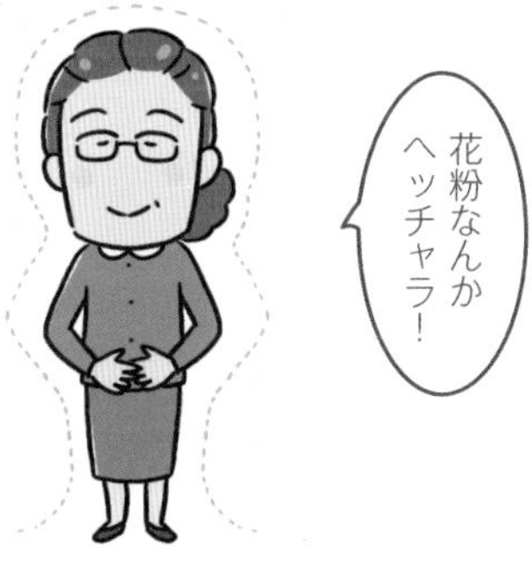

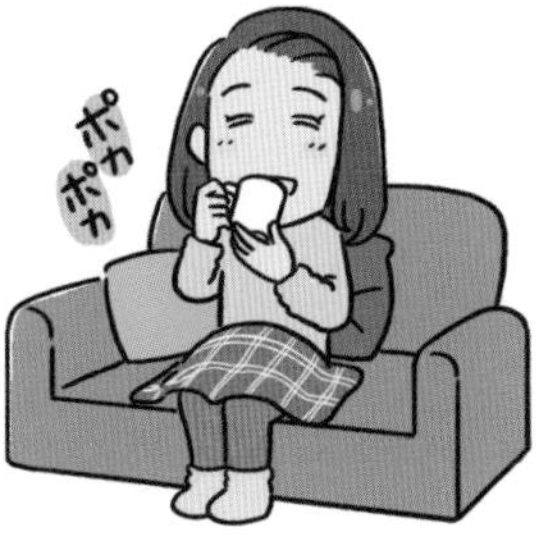

血流アップには冷え予防も大切

血流をアップさせて細胞に十分な栄養を届ける

呼吸が浅いと血のめぐりが悪くなり、全身の細胞に酸素や栄養分を運べなくなり、様々な不調の原因に。1：2の呼吸で血流をよくしましょう。

呼吸法は メンタルにも効く

副交感神経の働きを 呼吸法で上げる

メンタルが強いといわれている一流のスポーツ選手でも、大切な場面では脈が速くなり、呼吸は浅くなります。それにより交感神経が優位になり、自律神経のバランスが乱れると、思わぬミスを招くことがあります。

私たちが大事な場面で緊張してうまくいかないのも、スポーツ選手同様に自律神経のバランスが乱れているからです。

自律神経を安定した状態に戻すにはルーティンワークに1対2の呼吸を取り入れるのがおすすめ。

下がってしまった副交感神経が上がれば自律神経のバランスが整い、本来の自分のパフォーマンスを行えます。

1分間の呼吸数を 数えてみよう

「バイタルサイン」という医療用語があります。これは、体温、血圧、心拍数など、生きている状況を示す数値です。

呼吸もバイタルサインのひとつ。呼吸数の正常範囲は、成人の安静時の場合1分間に12～20回です。

呼吸数が11回や22回だとしても慌てる必要はありませんが、呼吸は心理と直結しているので、呼吸数が多い方が不安が高いとされています。普段の呼吸数を知っておくと、自分の健康状態を客観的に把握できます。

呼吸法アレンジで緊張をやわらげる

プレゼンや面接などの緊張する場面におすすめ。自分を抱きしめながら呼吸をし、副交感神経を高めて不安を解消しましょう。

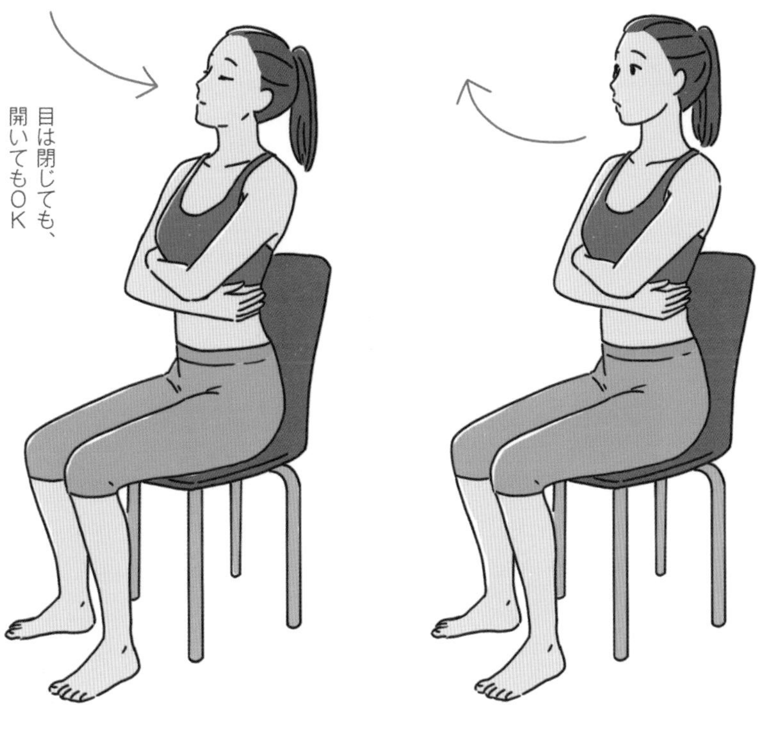
目は閉じても、開いてもOK

❶ 椅子に座って背筋を伸ばし、両腕で体を包み込む。体を抱きしめながら息を3秒息を吸う。

❷ そのままの姿勢で6秒吐く。

❶～❷を10回

column

朝・昼・夜の自律神経を整える呼吸法

時間帯に合わせたストレッチと１：２の呼吸で、心身のパフォーマンスをアップしましょう。

朝 交感神経を刺激する呼吸でアクティブに！

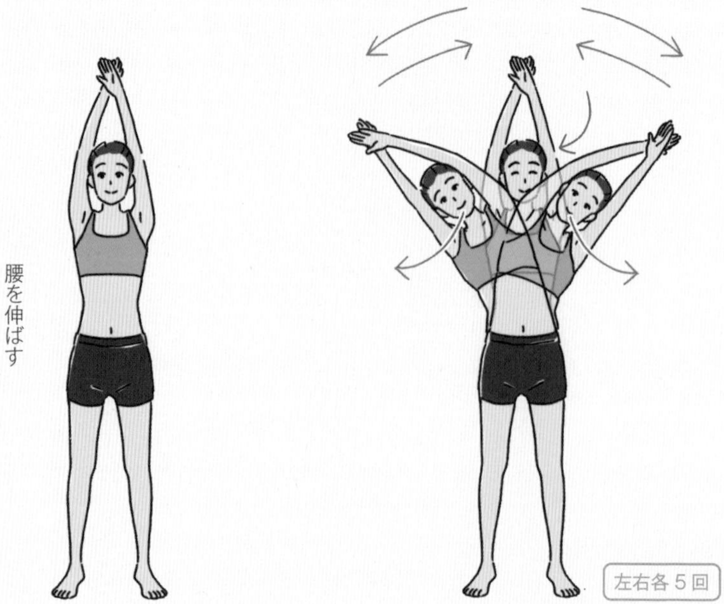

❶ 足を肩幅に開いて立ち、両腕を頭の上にのばし、手首はクロスする。

❷ 上半身を右に倒しながら３秒息を吸い、６秒息を吐きながら①の姿勢に戻る。

❸ 左も同様に行う。左右１回で１セット。

体を左右に倒すときは、胸や肩のあたりを伸ばすことを意識する。

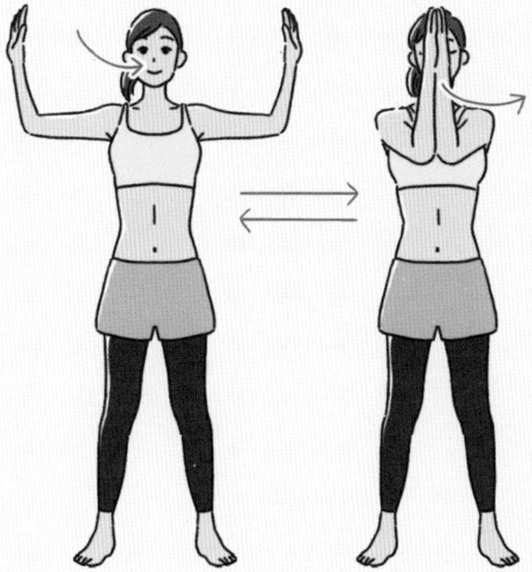

昼 低下した副交感神経を刺激

❶ 足を肩幅に開いて立ち、腕を曲げ手のひらを外側に向ける。

❷ 3秒息を吸いながら手の甲を合わせるように腕を閉じる。

❸ 6秒息を吐きながら元に戻る。

❶〜❸を10回

肩甲骨を背中に寄せるイメージで行います。

夜 ぐっすり眠るための脱力エクササイズ

❶ 足を肩幅に開いて立つ、

❷ 全身をできるだけ上に伸ばしながら3秒息を吸う。手首はクロスする。

❸ 脱力して6秒息を吐く。

❶〜❸を10回

全身の力を抜いて、ゆっくり息を吐くのがポイント。

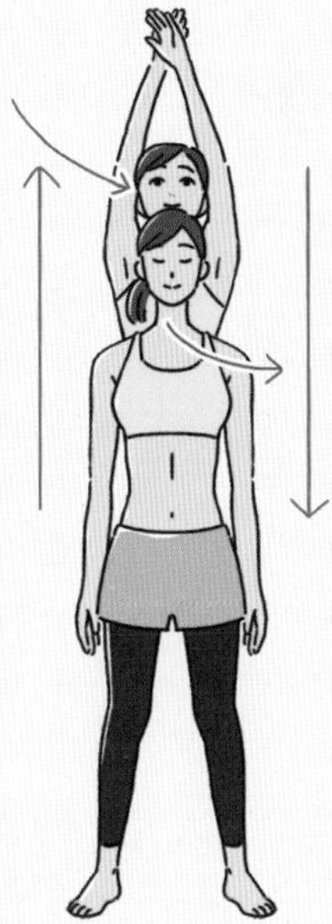

ストレッチで自律神経が整うのはなぜ？

気持ちのよいストレッチで緊張状態の体をほぐす

ストレッチで体がほぐれると、とても気持ちがよくなります。それは、血流が上がり、幸せホルモンとも呼ばれる「セロトニン」が活性化し、副交感神経が高まるからです。

現代人は、ストレスなどで交感神経が優位になりがちです。そのためバランスをとるには副交感神経を高める必要があります。

ストレッチなどの軽い運動をすると皮膚や筋肉を刺激し、副交感神経を高めます。仕事の合間や寝る前などにストレッチを取り入れましょう。

お腹まわりのストレッチで腸の動きがアップ

ストレッチをすると腸も刺激されるため、腸のぜん動運動が活発になり、腸内環境がよくなります。それにより全身の細胞に酸素や栄養素をしっかりと届けることができ、代謝や再生がスムーズになるため、病気の予防や何となくだるいなどの慢性的な不調の改善も。

ターンオーバーを促して肌をきれいにしたり、筋肉の衰えを予防したりするアンチエイジング効果も期待できます。続ければ続けるほど効果が実感できるので、スキマ時間を見つけて毎日行いましょう。

女性にうれしい健康効果

自律神経を整えるストレッチは健康維持に役立つだけでなく、女性特有の悩みにも効果があります。道具や場所、難しいワザは必要ありません。

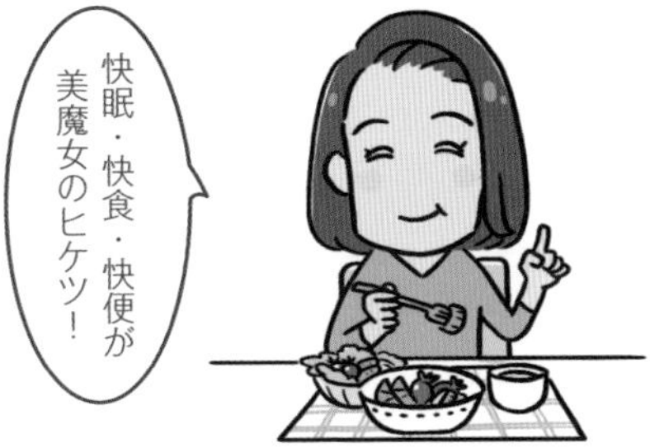
快眠・快食・快便が
美魔女のヒケツ!

腸内環境が整って お通じがよくなる

腸内環境の悪化は、便秘や下痢の原因に。美容にも大敵です。腸を刺激するストレッチで善玉菌を増やし、腸内環境を整えましょう。

血のめぐりがよくなり 冷え性が改善する

ストレスで交感神経が高まると血管が縮み、血流が悪くなり冷え性の原因に。ストレッチで副交感神経を高め、手足の先まで血をめぐらせましょう。

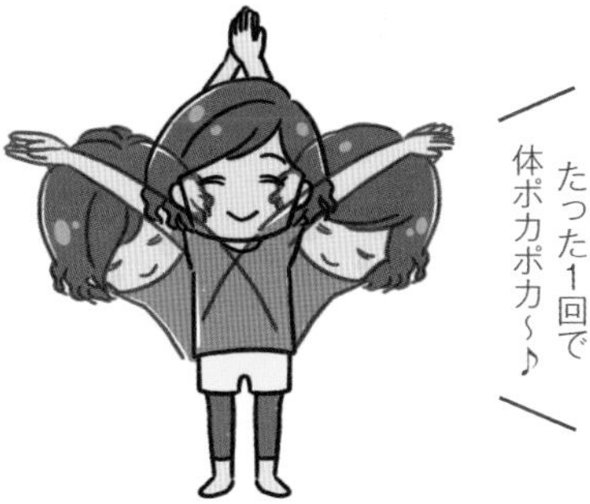
たった1回で
体ポカポカ〜♪

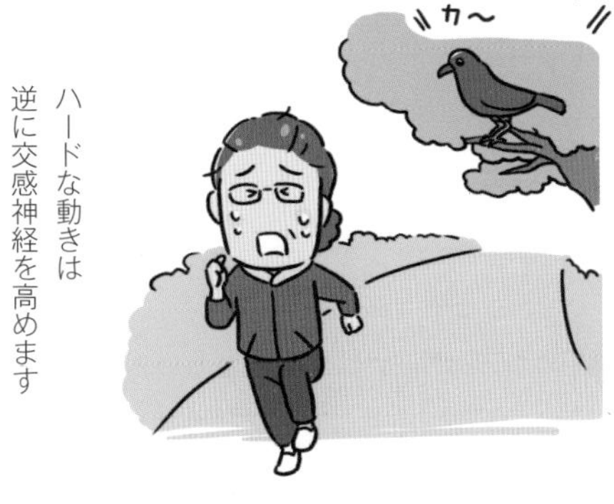
ガンバリスギダカ〜
ハードな動きは
逆に交感神経を高めます

代謝が上がって やせやすい体に

血流が悪いと、栄養が使われにくくなり、体脂肪になります。ストレッチで血流をよくすれば、代謝が上がりダイエット効果が期待できます。

column

効果を高める3つのポイント

だれでも簡単にできるストレッチばかりですが、次の３つのポイントを押さえて行うと効果がより高まります。

❶筋肉をほぐして血流アップ

腕をねじって手のひらを合わせる

❶ 腕をクロスさせて上げる動作では、手のひらが外側を向くように腕をねじり、手のひらをぴったりと合わせます。

❷ 耳に沿ってまっすぐ上へ。ひじが曲がらないように注意しましょう。

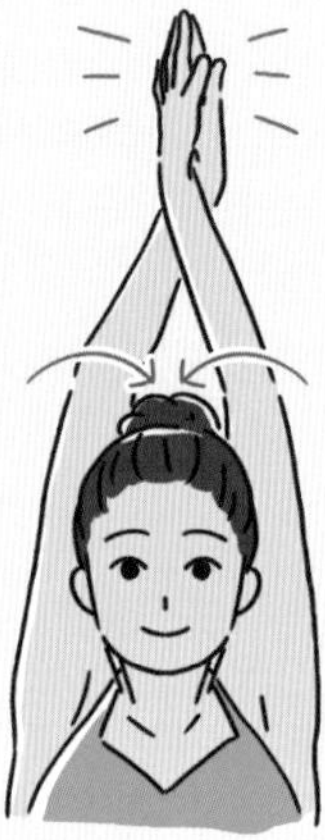

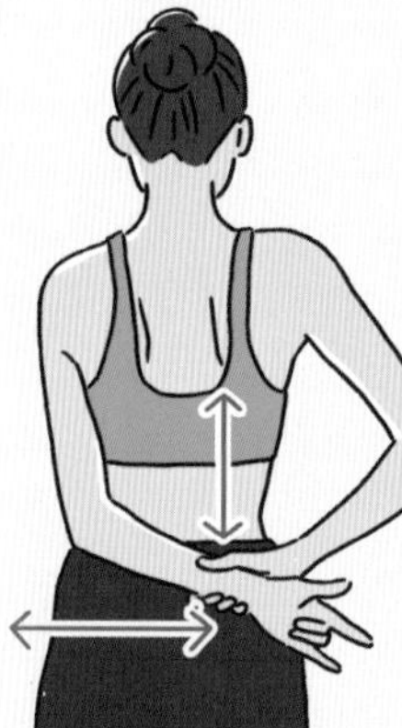

手はイラストのように
中指と薬指を曲げる

体が硬い人は コレで筋肉をほぐしてから

❶ 足を自然に開いて立ちます。手を後ろに回し、右手で左手の手首をつかみ、腕を10回ほど上下に動かします。

❷ 手首をつかんだまま、今度は左右に10回ほど動かします。

❸ 手を組み替えて同じように行います。

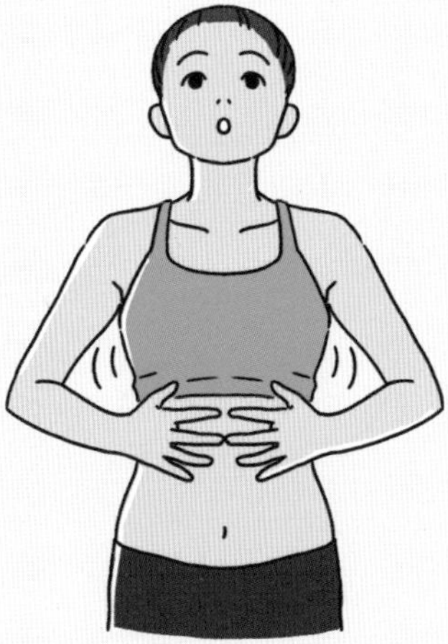

両手の中指が離れるくらい、
胸を大きく開きます

❷呼吸筋を鍛えて肺活量アップ

呼吸のウォーミングアップ

❶ 両手を胸の下に当て、両手の中指を軽くつけます。鼻からゆっくりと息を吸い、胸を開きます。

❷ ゆっくりと口から息を吐き、空気を出し切って胸を閉じます。

❸気持ちがいいと副交感神経がアップ

無理のない範囲で行う

普段使っていない部分を動かすことでこり固まった筋肉がほぐれますが、無理に伸ばしたりするのは禁物！
筋肉を痛めてしまうこともあります。

自分が「気持ちいい！」と思える範囲で行うようにしましょう。

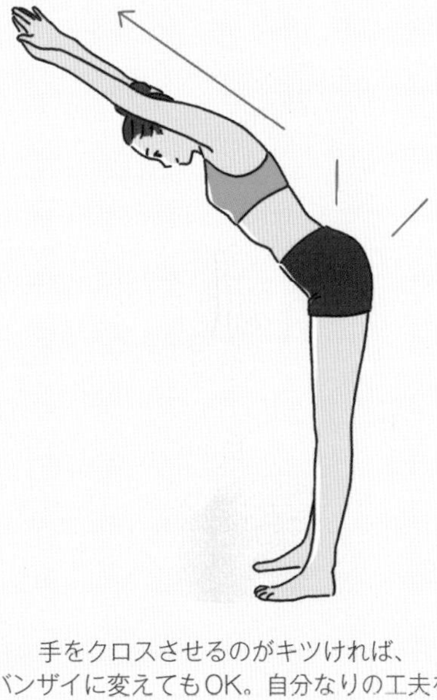

手をクロスさせるのがキツければ、
バンザイに変えてもOK。自分なりの工夫を

肩こり・腰痛改善：手を上げて体側伸ばし

胸や肩、腰周辺の筋肉を刺激することで血流を活発にして、自律神経のバランスを整えます。朝、活動を始める前の習慣にして、1日を快適に過ごしましょう。

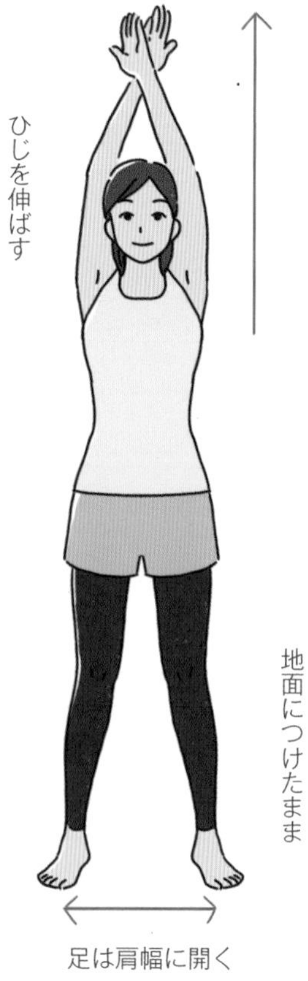
ひじを伸ばす
かかとは
地面につけたまま
足は肩幅に開く

❶ 手首をしっかりとクロスさせ、体を上に伸ばして鼻から大きく息を吸います。

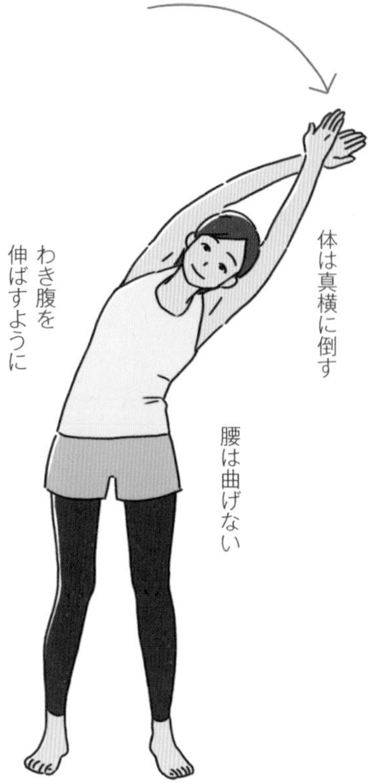
体は真横に倒す
わき腹を
伸ばすように
腰は曲げない

❷ 体を左にゆっくりと倒して、息を大きく吐きます。

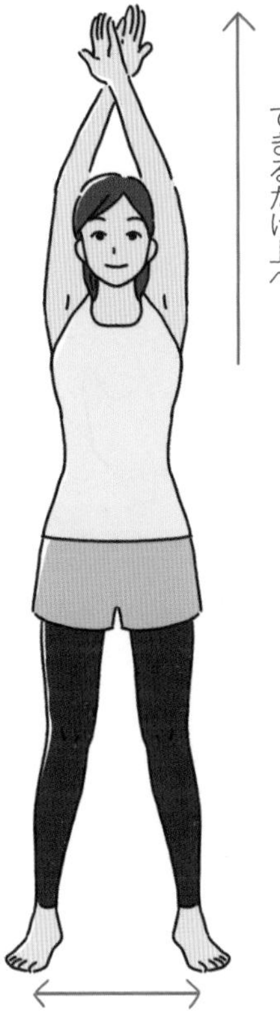

❸ ①の姿勢に戻して上に伸ばし、鼻から大きく息を吸います。

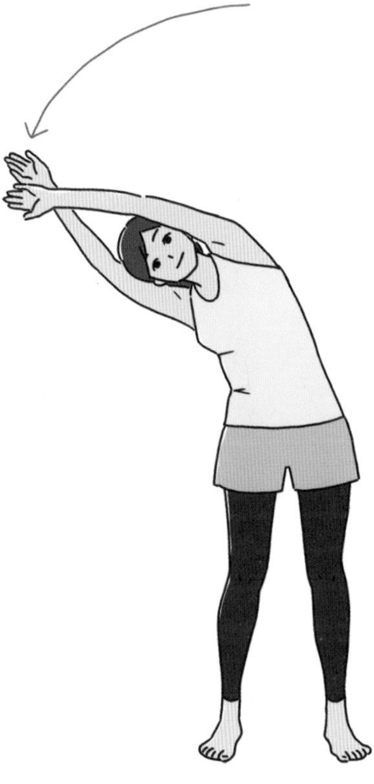

❹ 体を右にゆっくりと倒して、息を大きく吐きます。

❶～❹を３回

便秘・尿もれ改善：わき腹をつかんで腰回し①

「わき腹をつかむ＋腰回し」のダブルで大腸を刺激するストレッチです。骨盤底筋が鍛えられて骨盤の位置が正しくなるので、尿もれ改善の効果も期待できます。

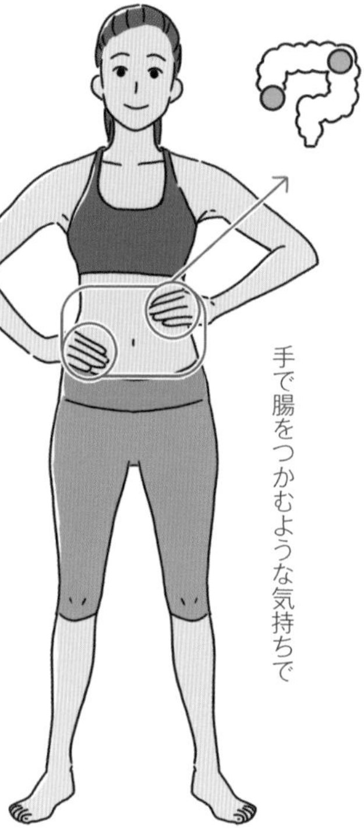
手で腸をつかむような気持ちで
足は肩幅に開く

❶ まっすぐに立って、左手で肋骨の下、右手で腰骨の上を強めにつかみます。

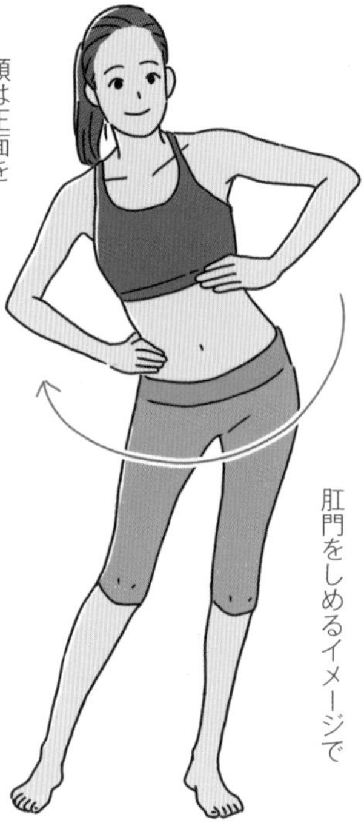
顔は正面を向いたまま
肛門をしめるイメージで

❷ 骨盤を時計回りにゆっくりと、できるだけ大きく回します。

回し方が小さく
ならないように注意

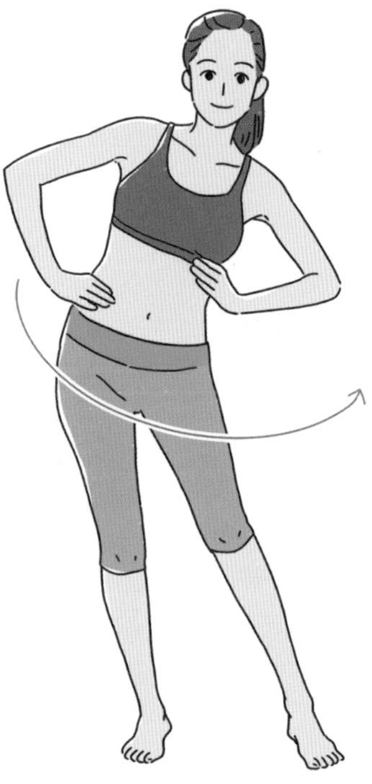

❸ 元の姿勢に戻り、骨盤を反時計回りにゆっくりと、できるだけ大きく回します。

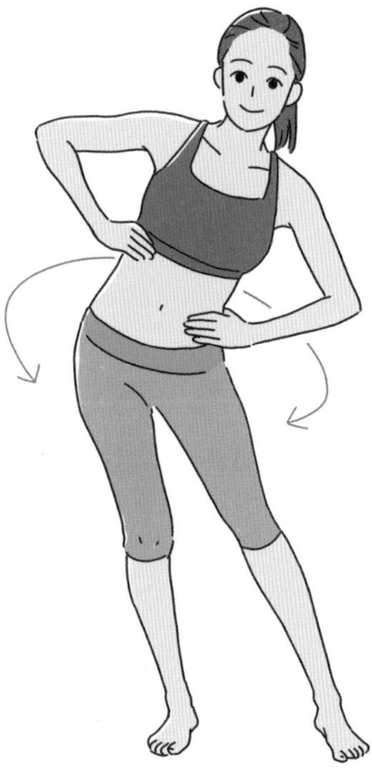

❹ 右手と左手の位置を入れ替え、①〜③を行います。

手の位置を替えて各8回

便秘・肩こり改善：わき腹をつかんで腰回し②

お腹周辺の筋肉を強化し、腸の動きを活発にします。腕を組むことで肩甲骨が刺激されるので、肩こり改善にも。息を止めないで自然な呼吸を意識しましょう。

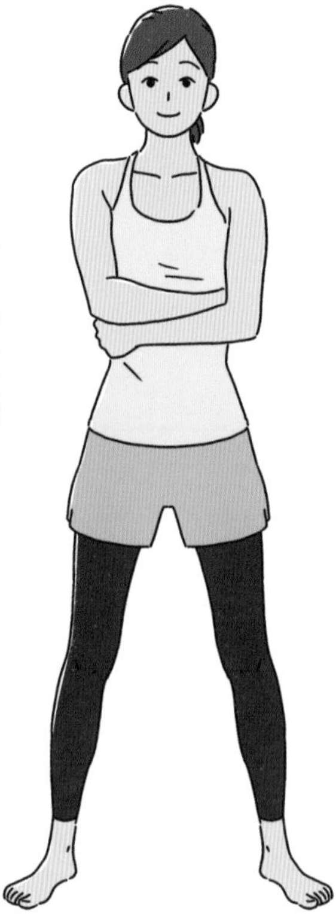
クロスさせた腕で
お腹を押すように
足は肩幅に開く

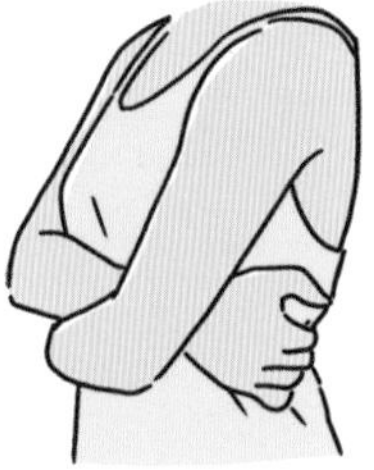
腸を刺激するように
ギュッと強くつかむ
のがポイント

❶ 肩幅に足を開いて立ち、左手で右のわき腹を、右手で左のわき腹を強めにつかみます。

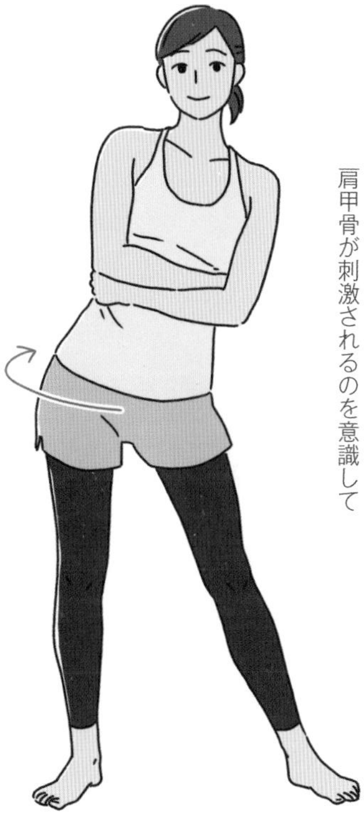
顔は正面を向いたまま
肩甲骨が刺激されるのを意識して

❷ 鼻から息を吸いながら上半身を伸ばし、軽く後ろに反ります。

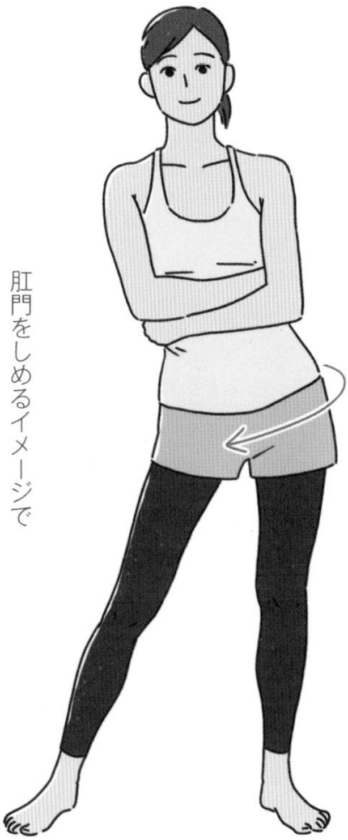
回し方が小さくならないように
肛門をしめるイメージで

❸ 元の姿勢に戻り、骨盤を時計回りにゆっくりと、できるだけ大きく回します。

❶〜❸を４回

便秘改善：前屈・背屈

体を曲げ、手でお腹を絞る動作でお腹の奥に圧力をかけ、腸のぜん動運動を活発にします。下痢・便秘、食欲不振のときにやってみましょう。

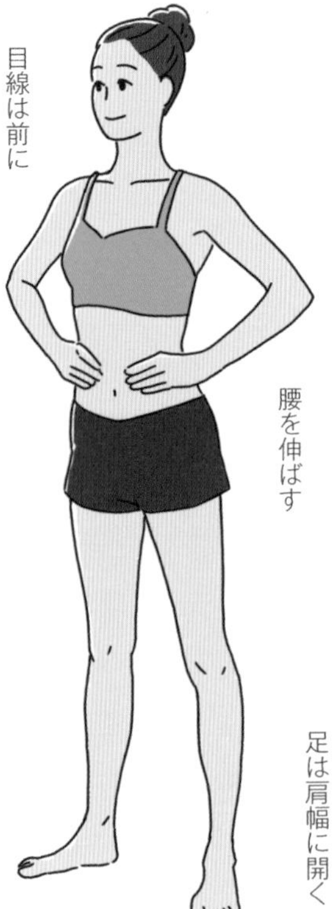
目線は前に
腰を伸ばす
足は肩幅に開く

❶ まっすぐに立ち、両手で肋骨の下をつかみます。

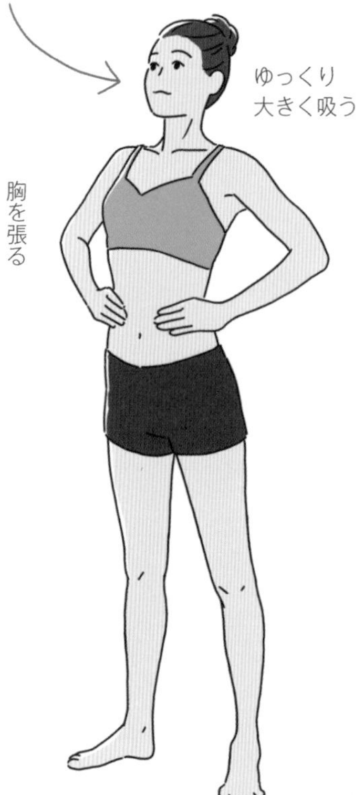
ゆっくり
大きく吸う
胸を張る

❷ 鼻から息を吸いながら上半身を伸ばし、軽く後ろに反ります。

フッと
一気に吐く
お腹の奥に
圧力をかけるように
肛門をしめるイメージで

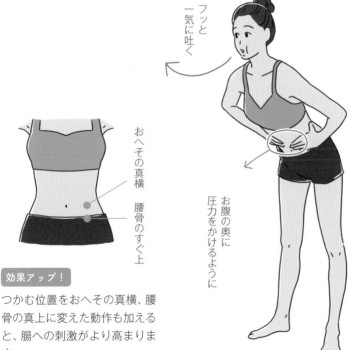

❸ 口から息を吐きながら体を前に倒し、手でお腹をギュッと絞ります。

❷と❸を交互に各８回

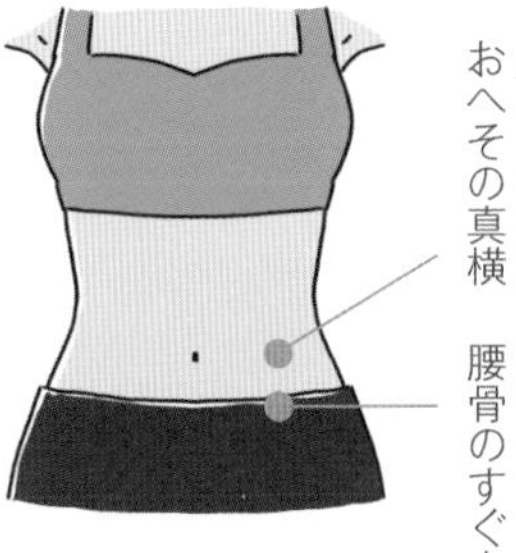
おへその真横
腰骨のすぐ上

効果アップ！

つかむ位置をおへその真横、腰骨の真上に変えた動作も加えると、腸への刺激がより高まります。

むくみ解消・冷え性改善：ひざを抱えて足ブラブラ

ふくらはぎを揺らすことで、股関節からひざ、足首の関節までを連動して刺激します。血行がよくなるので、むくんだときやだるいとき、冷えを感じたときに。

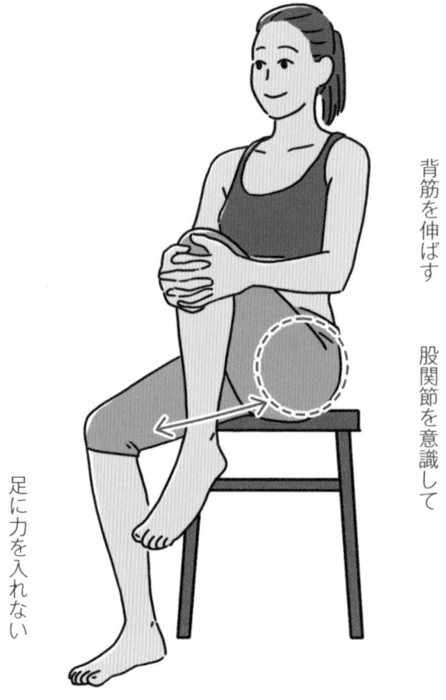
背筋を伸ばす
股関節を意識して
足に力を入れない

❶ イスに座って、片足のひざを両手で抱え、ひざから下を前後に揺らします。

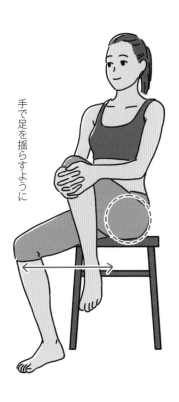

❷ 同じ姿勢でひざから下を左右に揺らします。

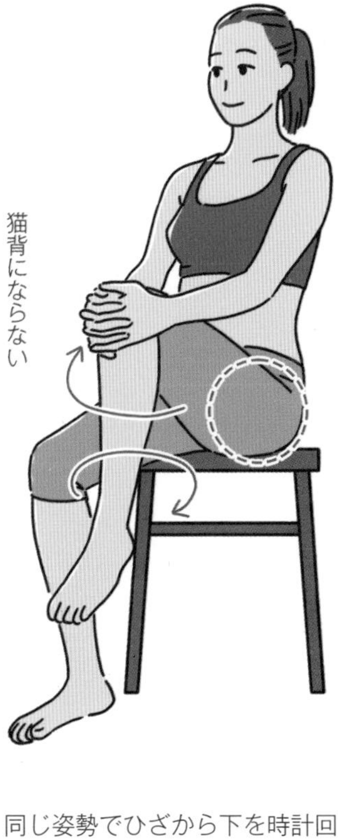

❸ 同じ姿勢でひざから下を時計回り、半時計まわりの順に回転させます。もう片方の足も同じように行います。

左右で１分間

腰痛改善・リラックス：寝ころんで両ひざ倒し

股関節とインナーマッスルをゆるめるストレッチです。副交感神経の働きが高まるので、体と心の両方がリラックスします。

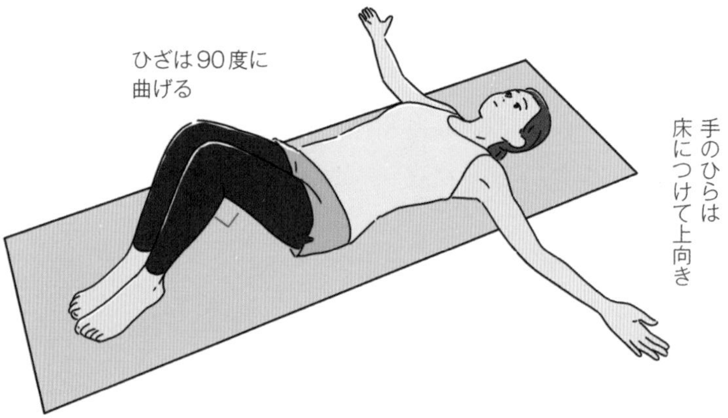
ひざは90度に
曲げる
手のひらは
床につけて上向き

❶ あお向けに寝て、ひざを直角に曲げ、両手を広げて手の甲を床につけます。

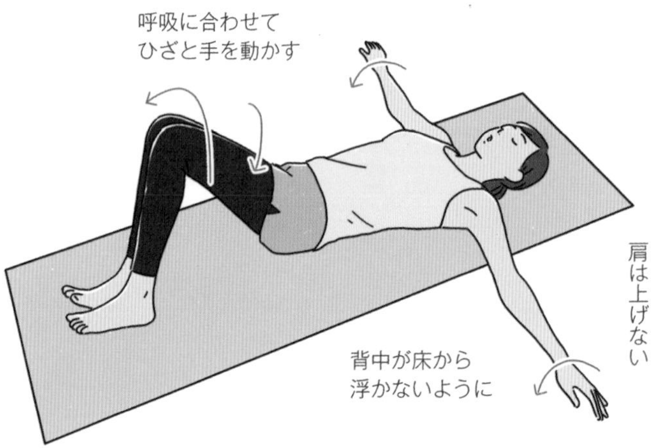
呼吸に合わせて
ひざと手を動かす
肩は上げない
背中が床から
浮かないように

❷ 息を吐きながら、ひざをゆっくりと右に倒し、手のひらを下に向けます。

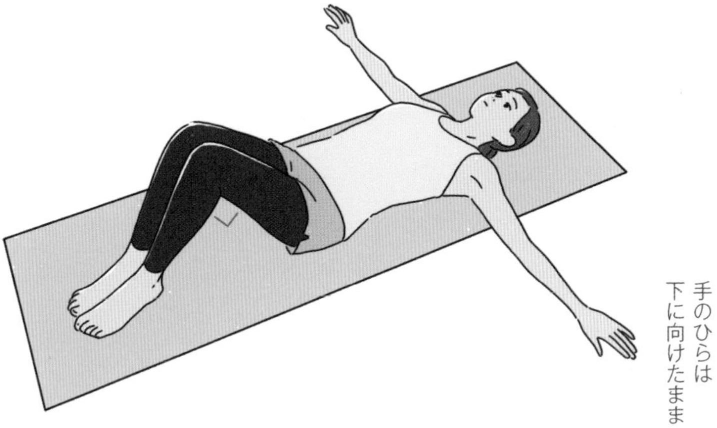
手のひらは下に向けたまま

❸ 元の位置にひざを戻します。

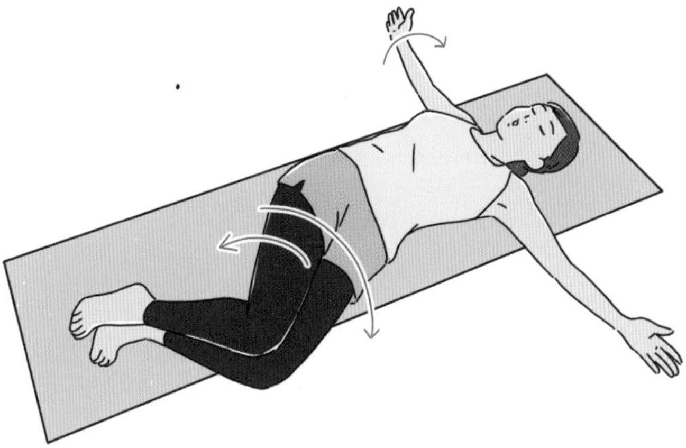

❶～❹を２回

❹ 息を吐きながら、ひざをゆっくりと左に倒し、手のひらを上に。元の位置にひざを戻します。倒しきったら①に戻り、もう一度①～④を行います。

冷え性改善：手を上げて上半身回し

時計の針になったイメージで、体をゆっくりと回すのがポイント。筋肉が伸びているのを意識しながら自然な呼吸で行いましょう。

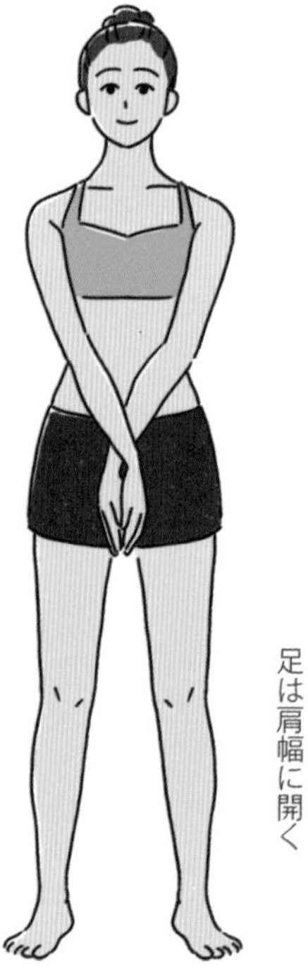
足は肩幅に開く

❶ 足を肩幅に開いて立ち、腕をクロスさせ、手のひらをぴったりと組み合わせます。

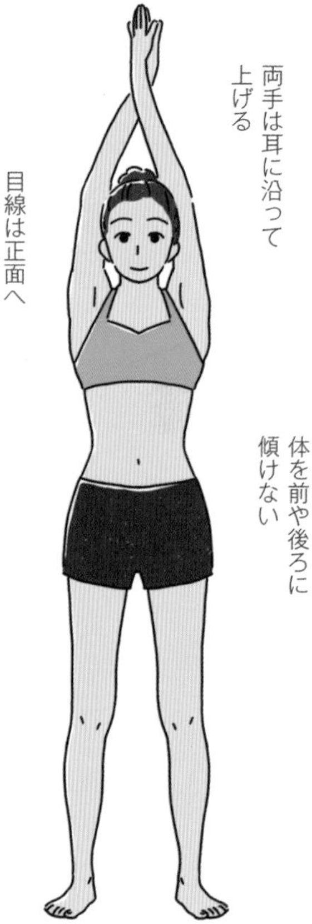
両手は耳に沿って上げる
目線は正面へ
体を前や後ろに傾けない

❷ 鼻から息を吸いながら、組んだ両手を上げ、体を上に伸ばします。

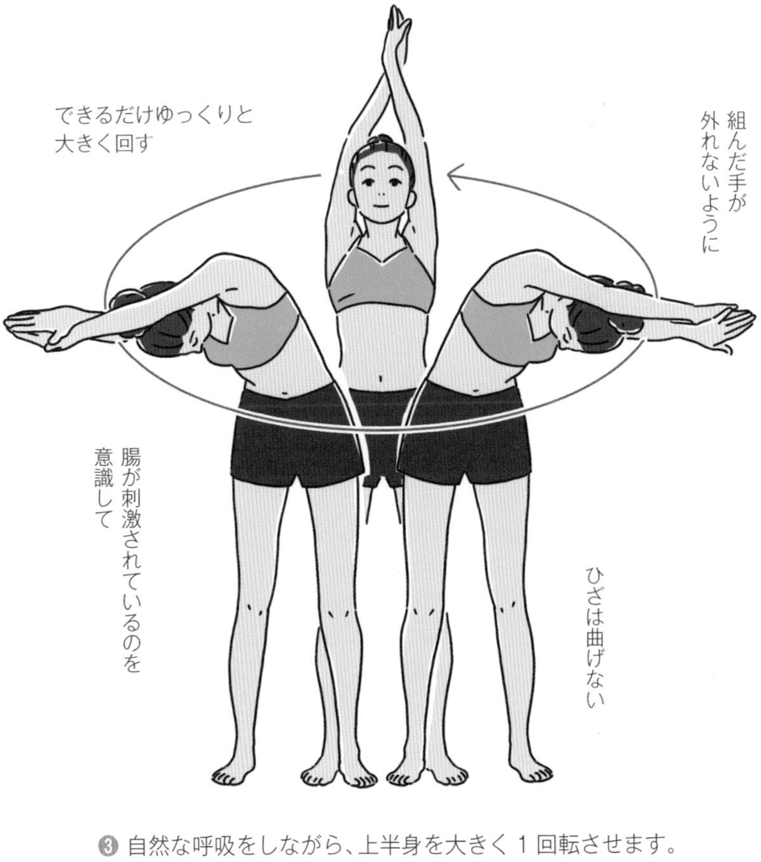
できるだけゆっくりと
大きく回す
組んだ手が外れないように
腸が刺激されているのを意識して
ひざは曲げない

❸ 自然な呼吸をしながら、上半身を大きく１回転させます。

右回し・左回し各５回

不眠改善・リラックス：骨盤ユラユラ

脊椎や骨盤、股関節まわりの筋肉をほぐし、正しい位置に調節します。副交感神経の働きを高めるので、寝つきがよくなり、睡眠の質も上がります。

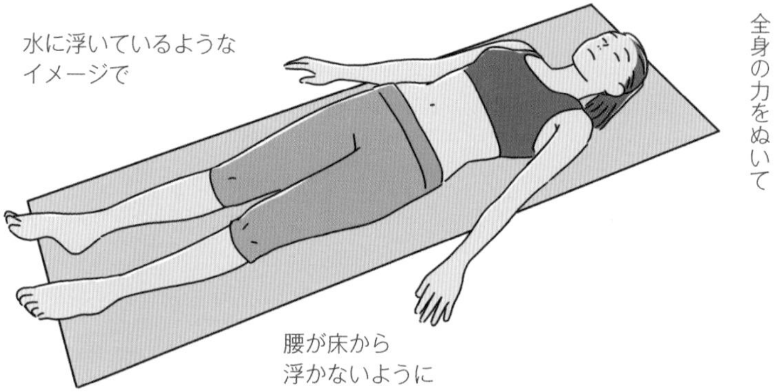
水に浮いているような
イメージで
全身の力をぬいて
腰が床から
浮かないように

❶ あお向けに寝て、両手を自然に下ろして手のひらを床につけます。

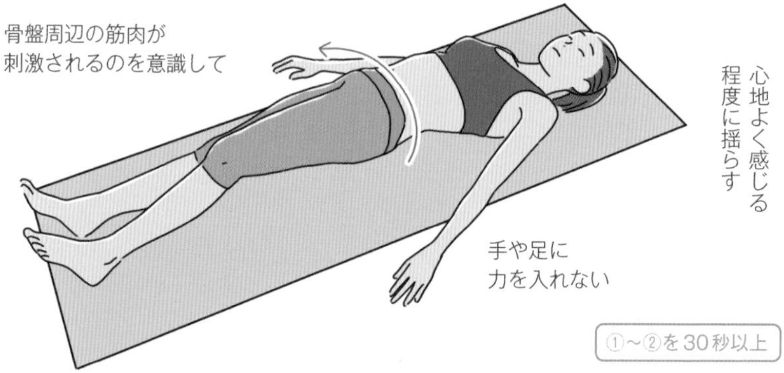
骨盤周辺の筋肉が
刺激されるのを意識して
心地よく感じる
程度に揺らす
手や足に
力を入れない

①〜②を30秒以上

❷ 背中をできるだけ床につけたままで、ゆっくりと深呼吸しながら、骨盤だけを左右に揺らします。

疲労回復：片足立ちで足首ブラブラ

足首、ひざ、股関節まわりの筋肉を刺激して鍛えるので、足の運動能力を高めます。散歩やジョギングの前の準備運動にも。

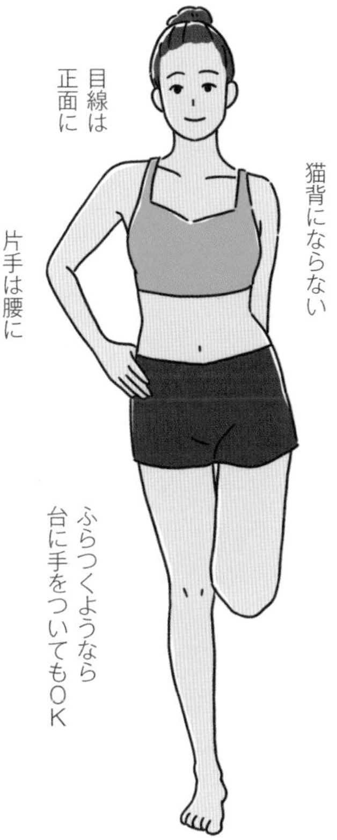
目線は正面に
猫背にならない
片手は腰に
ふらつくようなら台に手をついてもＯＫ

❶ 片足立ちで足首をつかみます。

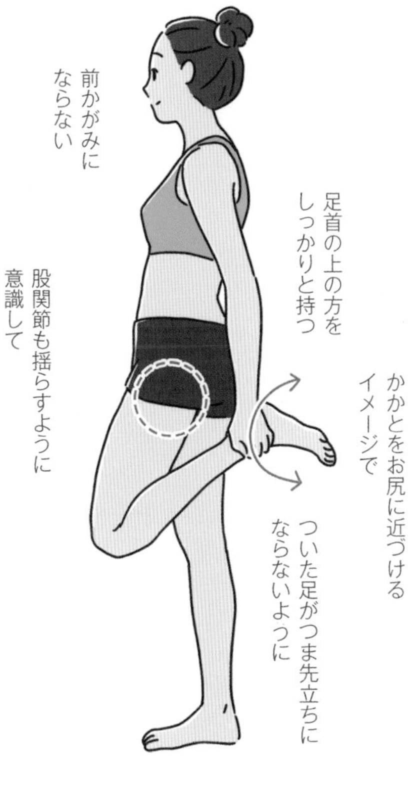
前かがみにならない
足首の上の方をしっかりと持つ
股関節も揺らすように意識して
かかとをお尻に近づけるイメージで
ついた足がつま先立ちにならないように

❷ 同じ姿勢でひざから下を左右に揺らします。

左右各３回

疲労回復：手首回し

手首をくるくると回すことで、全身の血流がよくなり、疲労回復や肩こりの改善に効果があります。

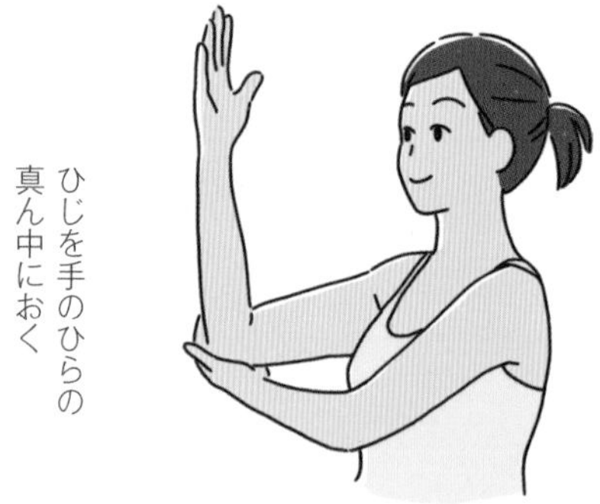
ひじを手のひらの真ん中におく

❶ イスに座り、右腕を直角に曲げ、右ひじを左手で固定する。

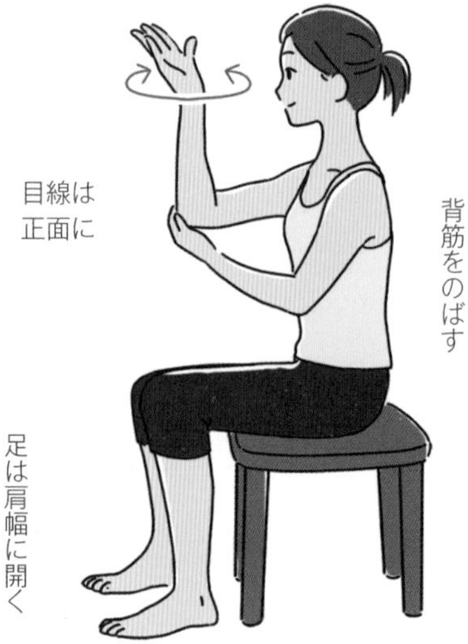
目線は正面に
背筋をのばす
足は肩幅に開く

❷ 手首をくるくると回す。左右同様に行います。

左右各５回

疲労回復：全身を伸ばして脱力

「緊張と脱力」で筋肉にメリハリをつけた刺激を与え、全身をほぐします。手先・足先もしっかりと伸ばして、まっすぐの棒になったイメージで行いましょう。

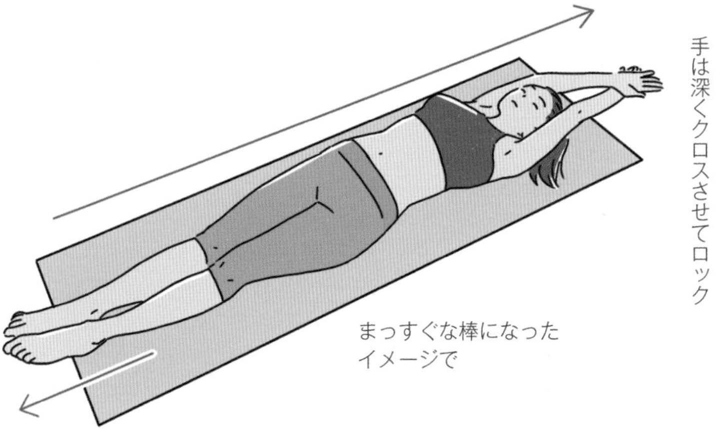
手は深くクロスさせてロック
まっすぐな棒になった
イメージで

❶ あお向けに寝ます。息を吸いながら、両手を上げてクロスさせ、全身を伸ばします。

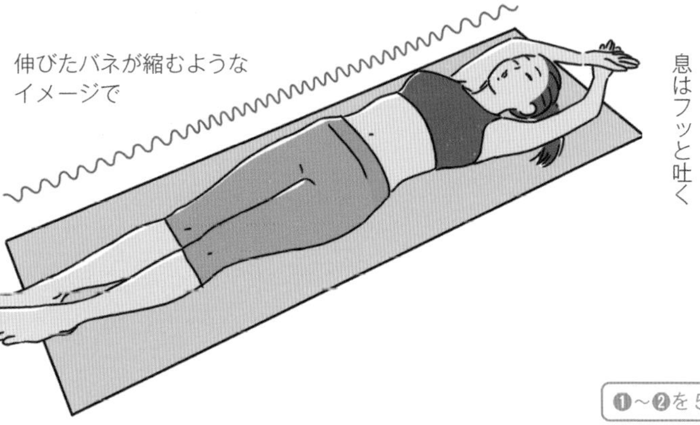
伸びたバネが縮むような
イメージで
息はフッと吐く

❶〜❷を5回

❷ 息を吐きながら、全身の力を一気にゆるめます。これを30秒以上かけて行います。

効果アップ！ 両足の親指も重ねた状態で行うと、筋肉がよりほぐれます。

column

朝・昼・夜の自律神経を整えるストレッチ

日中は活動的に過ごすため、夜はリラックスして快眠を促すために自律神経のバランスを整えるストレッチを取り入れましょう。

朝「ねじりジャンプ」で活力アップ！

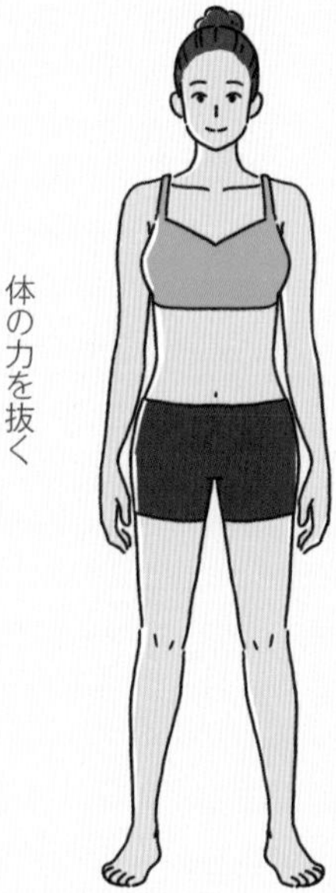

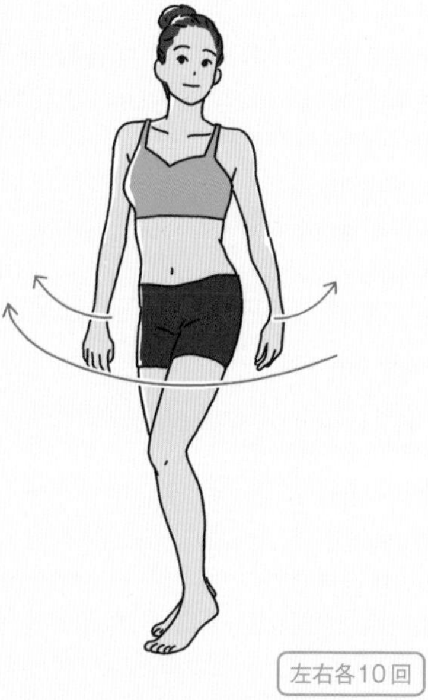

❶ 足を肩幅に開いてまっすぐに立ちます。

❷ ジャンプをしながら体を右にねじり、腕を前後に振ります。着地したら、今度は体を左にねじり、腕を前後に振ります。

朝、活力を上げるには交感神経を高めるのがポイント。「ジャンプ＋ねじり」のやや激しい動きで、体を目覚めさせましょう。

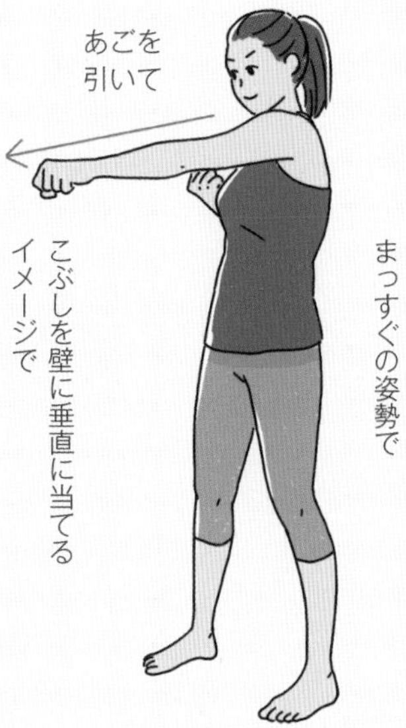
あごを
引いて
こぶしを壁に垂直に当てる
イメージで
まっすぐの姿勢で

昼「空手の突き手」で仕事中にリフレッシュ！

❶ 両手を下ろして立ち、軽くこぶしを握ります。息を一気に吐きながら左手をすばやく突き出し、右手は体の方へ引いて曲げます。

❷ 息を吸いながら手を元に戻し、左右の手を入れ替えて同じように行います。

左右各8回

空手の「中段突き」の動きで、体と心がリフレッシュ。集中力が高まるので、デスクワークの合間に。

夜「背伸び深呼吸」で疲れを解消

❶ 肩幅に足を開いて立ちます。両手の手首をクロスさせて上げ、息を吸いながら体を上に伸ばします。

❷ 腕を横に下ろしながら大きく息を吐き、元の姿勢に戻します。

❶～❷を3回

肩甲骨まわりに刺激を与えて、筋肉をほぐします。寝る前に行うとリラックスしてよく眠れます。

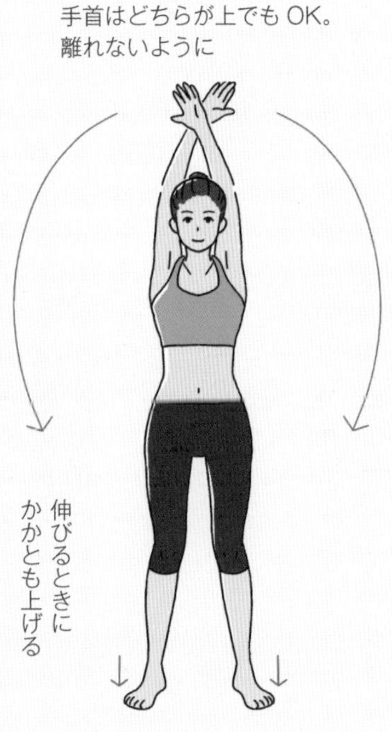
手首はどちらが上でもOK。
離れないように
伸びるときに
かかとも上げる

日常生活のなかで運動するクセをつける

普段から適度な運動で血のめぐりをよくする

長時間のデスクワークやスマートフォンの操作は、血のめぐりを悪くするので、自律神経が乱れる原因のひとつ。

解決策は日常的に体を動かして血流を促し、栄養や酸素を体のすみずみまで届けることです。わざわざジムに通わなくてもできる運動はたくさんあります。

1区間バスや電車に乗らないで歩いてみる、近所を散歩をする、掃除機ではなくホウキで掃除するなど。小さなことでもちゃんと効果はあります。毎日の生活のなかで、できるだけ運動するクセをつけましょう。

家事をしながら運動量アップ

拭き掃除は全身を使うので、運動不足解消にぴったり。拭き掃除のなかでも、特に床のぞうきんがけは「やや速歩き」と同じくらいの運動量があり、上半身の強化になります。部屋もきれいになって一石二鳥です。

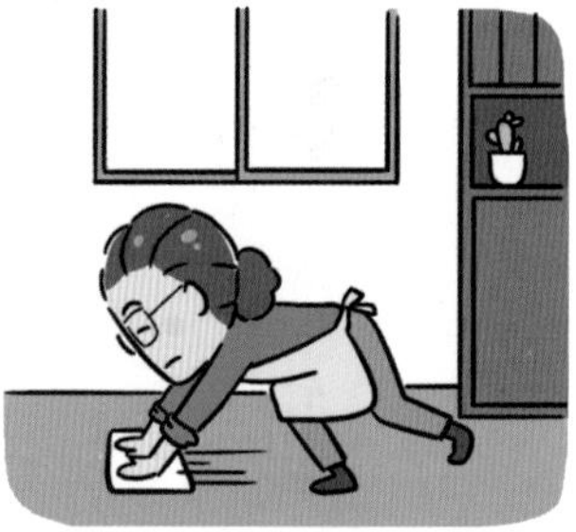

床を押すようにゆっくり拭くと、
上半身の筋肉強化に

習慣を変えて運動量アップ

「忙しくて運動する時間なんてない……」という人は、生活習慣を少しだけ変えましょう。続ければ続けるほど、心も体も元気になれます。

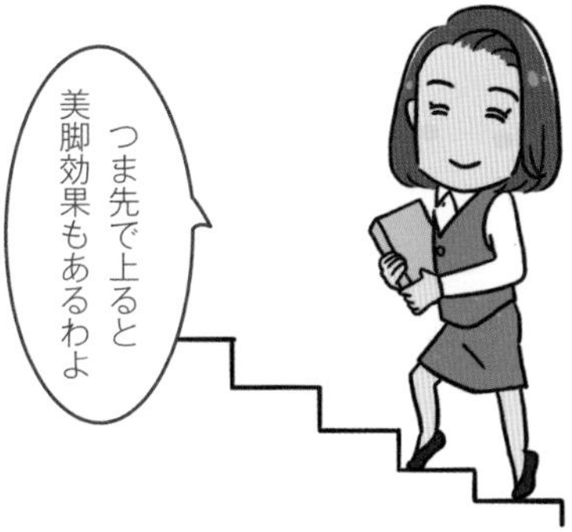
つま先で上ると
美脚効果もあるわよ

エスカレーターは使わず階段で移動する

階段の上り下りは、普通に歩くよりも筋肉に負荷がかかるため、よい運動になります。エスカレーターやエレベーターは極力使わないようにしましょう。

階段の上りがつらいという人は、下りだけでもOK。上りより、下りの方が脚にかかる衝撃が強いので立派な筋トレになります。

電車の中で座らない

立って電車の揺れに耐えることで体幹が鍛えられ、バランス力も高まります。体が引き締まり、基礎代謝が上がるのでダイエット効果も。

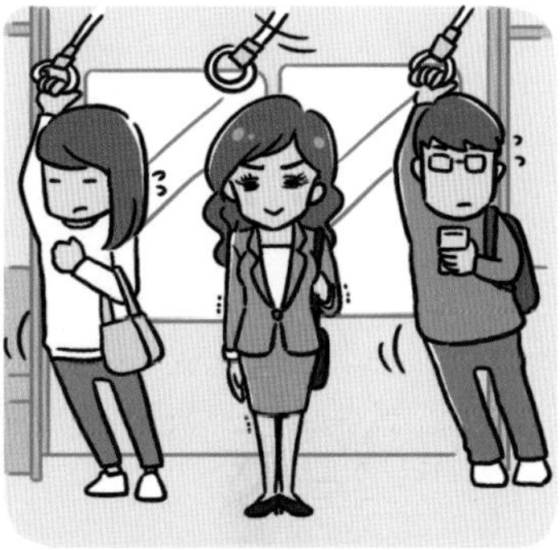

毎日通勤に使う電車でトレーニング。背筋をまっすぐ伸ばし、下腹に力を入れて立つのがポイント。手すりやつり革を使わなければバランス感覚も養えます。

歩き方を変えるだけで自律神経が整う

自律神経にはウォーキングが効果的

筋力や持久力をアップさせたいならジョギングが向いていますが、自律神経を整えたいならウォーキングのほうがはるかに効果的。

ジョギングのようなハードな運動で交感神経が高まると、副交感神経とのバランスがとれなくなって自律神経が大きく乱れてしまいます。ウォーキングなら副交感神経を高く保ったまま、血流をよくすることができます。

呼吸が乱れない程度でゆっくり20分ほど歩くのがおすすめです。

背筋を伸ばして歩くと呼吸も深くなる

緊張やイライラで交感神経が高まっているとせかせかと早足になり、逆に副交感神経が高まっていると背中を丸めてうつむき加減に力なく歩きがちです。

自律神経の中でも特に大切な神経は首と背中に集まっているため、しっかりと背筋を伸ばして歩きましょう。すると自然と呼吸も深くなり、自律神経のバランスが整います。

ただボーッと歩くのではなく、季節の移り変わりや自然を五感で意識しながら歩くと、気分がよくなり、ストレス解消にも。心身のパフォーマンスを高めるために、いつもの歩き方を見直してみましょう。

自律神経が安定する歩き方

歩きやすいシューズを選び、歩く前と後には軽く体をほぐします。何より大切なのは「継続」すること。無理をせず、距離や時間を増やしていきましょう。

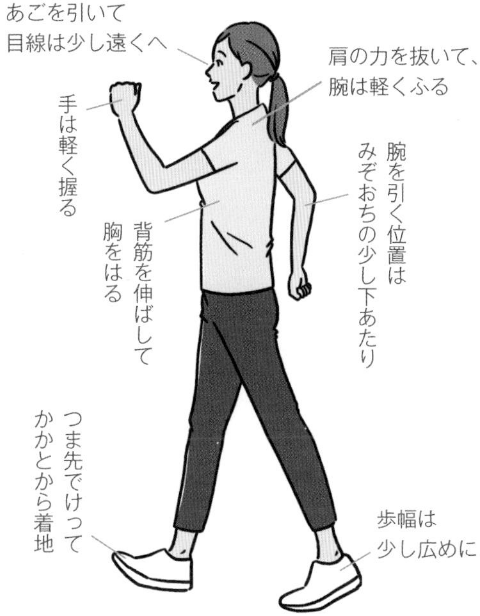
あごを引いて
目線は少し遠くへ
肩の力を抜いて、
腕は軽くふる
手は軽く握る
腕を引く位置は
みぞおちの少し下あたり
背筋を伸ばして
胸をはる
つま先でけって
かかとから着地
歩幅は
少し広めに

正しいフォームで気持ちよく歩こう

腕を振り、歩幅を広めにするとエネルギーを効率的に消費し、体に気持ちいい刺激を与えることができます。呼吸は吸うよりも吐くほうを長く。

夜のウォーキングでデスクワークの疲れを解消

朝は交感神経が高まり、血管が収縮して体がかたくなるため、歩くのは夜が◎。末梢の血管が開き、デスクワークによる１日の疲れを解消する効果も。

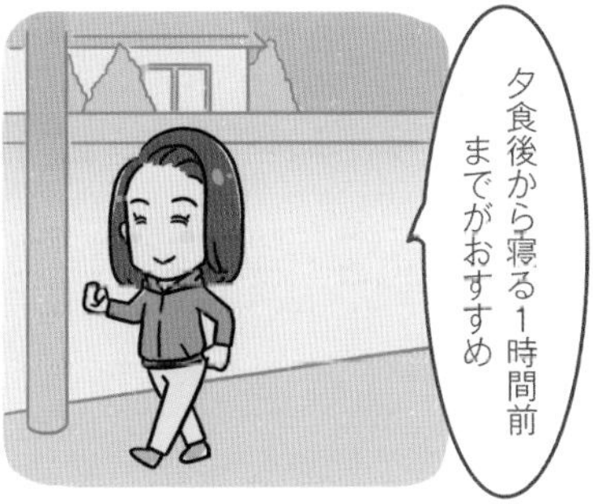
夕食後から寝る1時間前
までがおすすめ

夜は副交感神経が優位になりリラックスした状態に。さらに、ウォーキングで自律神経の働きや血行を促すと、肩こり改善や睡眠の質を上げることにも役立ちます。

自律神経を整えるには スクワットが最適

下半身のポンプ機能を高めて 血流をよくするから効果的

スクワットはかがむ動作を繰り返すだけの運動で、だれでも手軽に取り組むことができます。

スクワットのかがむ動きは多くの筋肉が集まる下半身のポンプ機能を高め、血流をよくするので、自律神経のバランスを整えます。

ゆっくり深く呼吸しながら行えば、副交感神経も活発に働くようになります。腸の動きを促すので、便秘などのお腹の不調の改善にも。また、筋肉量が増えると基礎代謝が上がってやせやすい体をつくります。

「正しい姿勢」と 「深い呼吸」がポイント

ただ「かがむ」だけといっても、やり方を間違えると効果が少ないだけでなく、足腰に負担がかかってケガや痛みの原因になりかねません。正しい方法を確認してから始めましょう。

特に大事なのは「上半身をまっすぐに保つこと」と「深く呼吸をしながら行うこと」。口から息を吐きながら腰を下げ、鼻から息を吸いながら腰を上げるのが基本です。腰の上げ下ろしは、どちらも4秒かけてゆっくりと。痛みを感じたらすぐに中止してください。朝と夜、食後・入浴後以外の時間に毎日行うとよいでしょう。

スクワットの基本をマスターしよう

正しいフォームを覚えれば、足腰にあまり負担をかけないで、十分な効果を得ることができます。筋肉痛を感じたら、少し休んで徐々に慣らしていきましょう。

OK

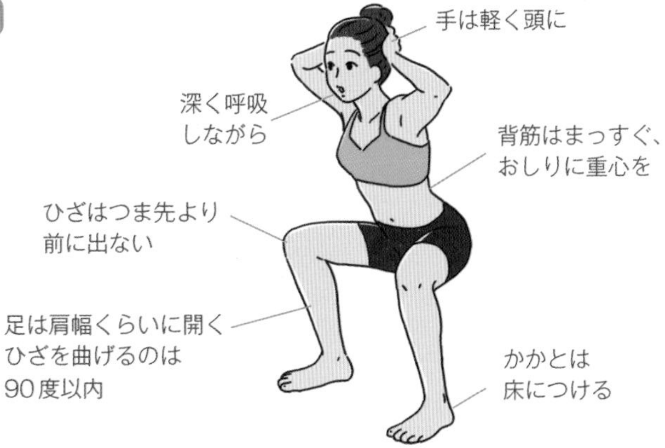
手は軽く頭に
深く呼吸
しながら
背筋はまっすぐ、
おしりに重心を
ひざはつま先より
前に出ない
足は肩幅くらいに開く
ひざを曲げるのは
90度以内
かかとは
床につける

ひざは気持ちのよいところまで曲げる。かがんだときに、ひざがつま先より前に出ないように注意。上半身をまっすぐに保つのがポイントです。

NG

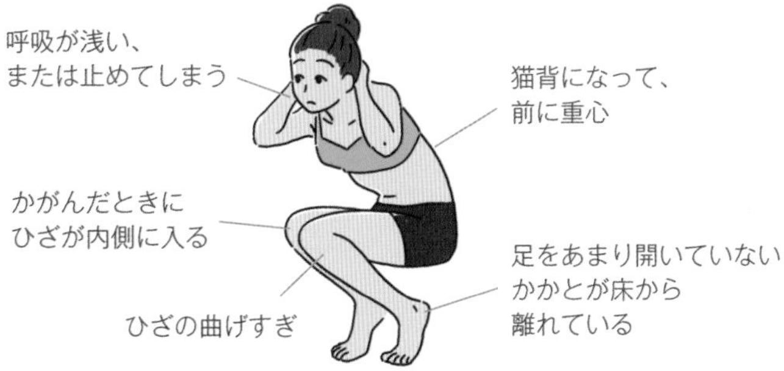
呼吸が浅い、
または止めてしまう
猫背になって、
前に重心
かがんだときに
ひざが内側に入る
足をあまり開いていない
かかとが床から
離れている
ひざの曲げすぎ

前かがみになると肺が押され息が吐ききれません。また、無意識のうちに呼吸を止めないように。ひざを90度以上曲げるとひざを痛める恐れも。

体をまっすぐに保ちながら、おしりを後ろに引くイメージで行います。腰を上げるときにかかとが浮く人は、足の裏で地面を押すようにすると浮きにくくなります。

レベル別スクワット

基本のフォームをマスターしたら、少しテクニックが必要なスクワットにチャレンジしてみましょう。いずれも朝・夜各５回、慣れてきたら 20 回が目安です。

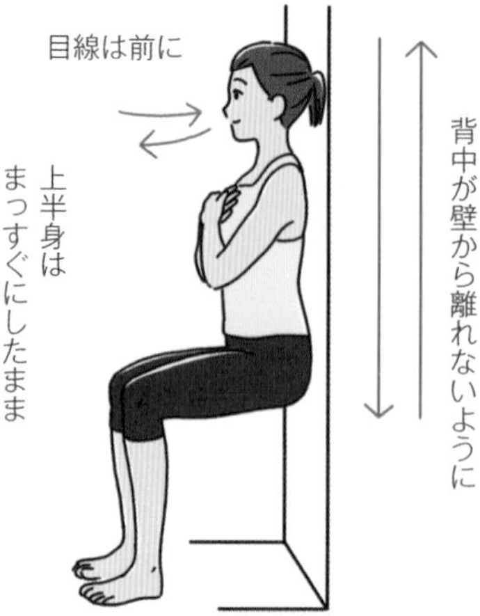
目線は前に
上半身はまっすぐにしたまま
背中が壁から離れないように

初級　背筋伸ばし

壁を使ったスクワットです。背筋を伸ばして、背中が壁から離れないようにしましょう。

❶ 壁に背中と頭をつけ、両足を肩幅に開いて立ちます。両手はクロスさせて胸につけます。

❷ 壁を支えにして、息を吐きながらゆっくり腰を落とします

❸ 息を吸いながらゆっくりひざを伸ばし、元の姿勢に戻ります。

中級　太ももならし

イスやテーブルを支えにするので、腰の上げ下ろしがスムーズにできます。

❶ イスの背もたれやテーブルなどをつかみ、両足を肩幅に開いて立ちます。

❷ 背筋を伸ばして、息を吐きながらひざが 90 度に曲がるまで腰を落とします。

❸ 息を吸いながらひざを伸ばし、元の姿勢に戻ります。

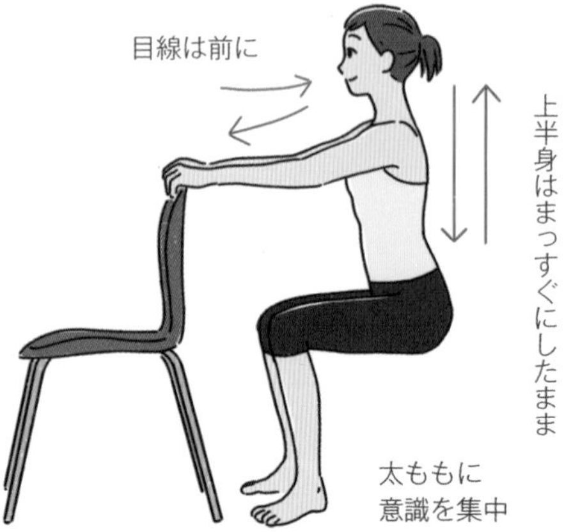
目線は前に
上半身はまっすぐにしたまま
太ももに
意識を集中

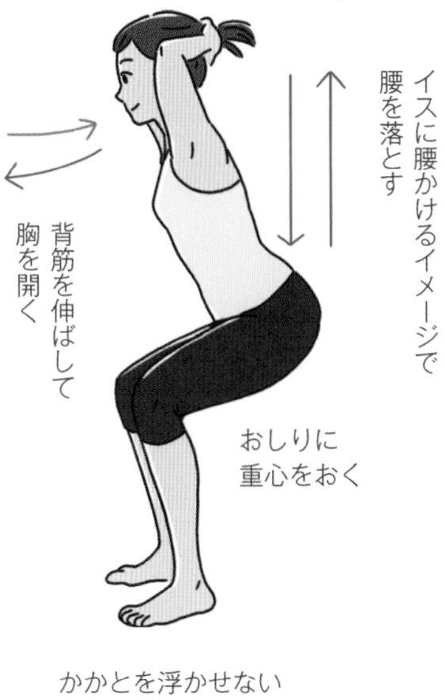
イスに腰かけるイメージで
腰を落とす
背筋を伸ばして
胸を開く
おしりに
重心をおく
かかとを浮かせない

中級　全身スクワット

体全体への効果が期待できるスクワットです。息を止めずに深い呼吸を意識しながら行いましょう。

❶ 両足を肩幅に開いて立ち、両手は頭の後ろで組みます。

❷ 背筋を伸ばして息を吐きながら、ひざが90度に曲がるまで腰を落とします。

❸ 息を吸いながらひざを伸ばし、元の姿勢に戻ります。

上級　腸活スクワット

体をひねることで腸を刺激し、腸の動きを活発にします。無理にひねると腰を痛めるので注意しましょう。

❶ 両足を肩幅に開いて立ち、両手は頭の後ろで組みます。

❷ 背筋を伸ばして息を吐きながら、上半身をゆっくり右にひねり、ひざが90度に曲がるまで腰を落とします。

❸ 息を吸いながらゆっくりひざを伸ばし、元の姿勢に戻ります。同じように左にもひねります。

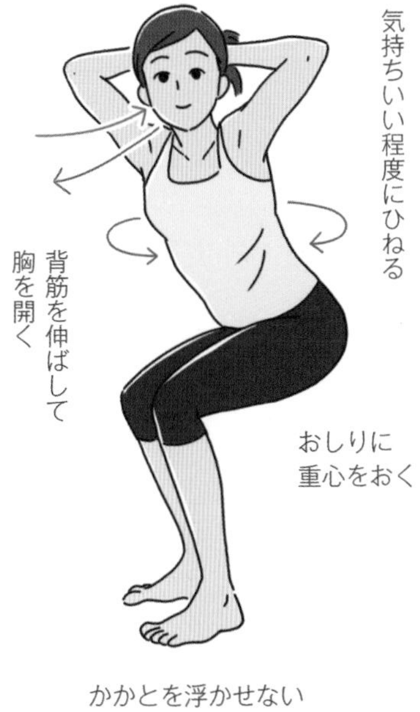
気持ちいい程度にひねる
背筋を伸ばして
胸を開く
おしりに
重心をおく
かかとを浮かせない

疲れたときほど動いた方がいい

休めば疲れがとれると思っていませんか？

疲れているときは、体を休めるのがよいと考えている人は多いと思います。もちろん、ヘトヘトに疲れているときは休息が必要です。しかし、だらだらと休んでしまうと、血液の流れが滞り、余計だるさを感じやすくなります。疲れをとるには、質のいい血液を細胞のすみずみまで届ける必要があるのです。

疲れを感じたときは、軽い運動をすることで、血液の流れがよくなります。すると老廃物や疲労物質が処理されて、栄養が細胞のすみずみまで行き渡るので、体をよい状態に戻すことができます。

帰宅後にソファーでまったりはNG

疲れて家に帰ってきたら、椅子やソファーに座って、ゆっくり休むのが体にいいと思っていませんか？というのも帰宅後に座ってしまうと、昼間、オンになった交感神経がオフになってしまうのです。

1度オフになった交感神経を再び活発に動かすのは、エネルギーが必要でかえって疲れてしまうというわけです。

帰宅後すぐに座らずに、まず着替える、晩ごはんの用意をするなど、やるべきことをする方が疲れがたまりません。

仕事中にできる軽い運動

勤務中に、肩がこったり、だるさを感じたら。軽い運動でリフレッシュ。デスクワークで滞った血のめぐりをよくし、疲れをとりましょう。

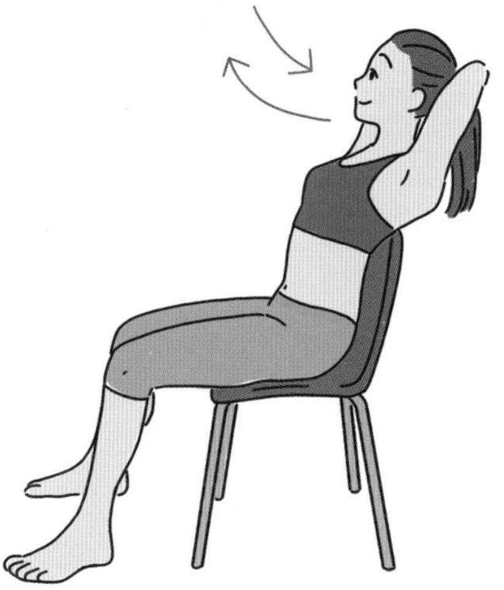

デスクワークに疲れたら背もたれで深呼吸

❶ 肩甲骨を背もたれに置いて、両手を自然におろします。

❷ みぞおちを上に向け、胸を広げて深呼吸。首が後ろに反る場合は後頭部を手で支え、深呼吸します。

❶～❷を３回

腰を揺らして血流アップ！

❶ 足を肩幅に開いて、両手をだらんとたらし、上半身の重みで前屈をします。

❷ 腰を左右に大きく揺らします。徐々に振り幅を小さくし、ひと息大きく吐いて、頭が最後になるように起き上がります。

❶～❷を３回

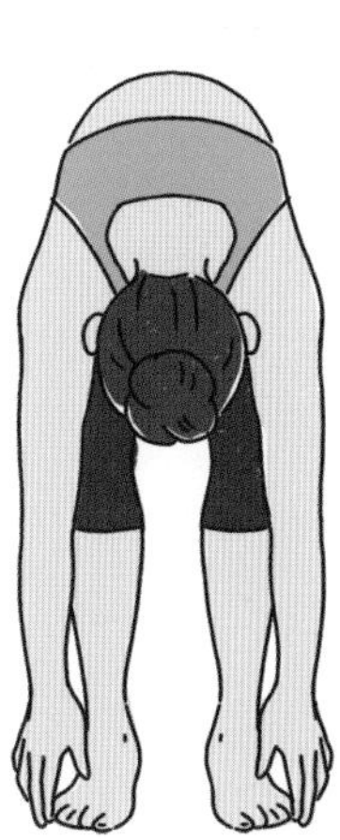

背骨をしならせるようなイメージで

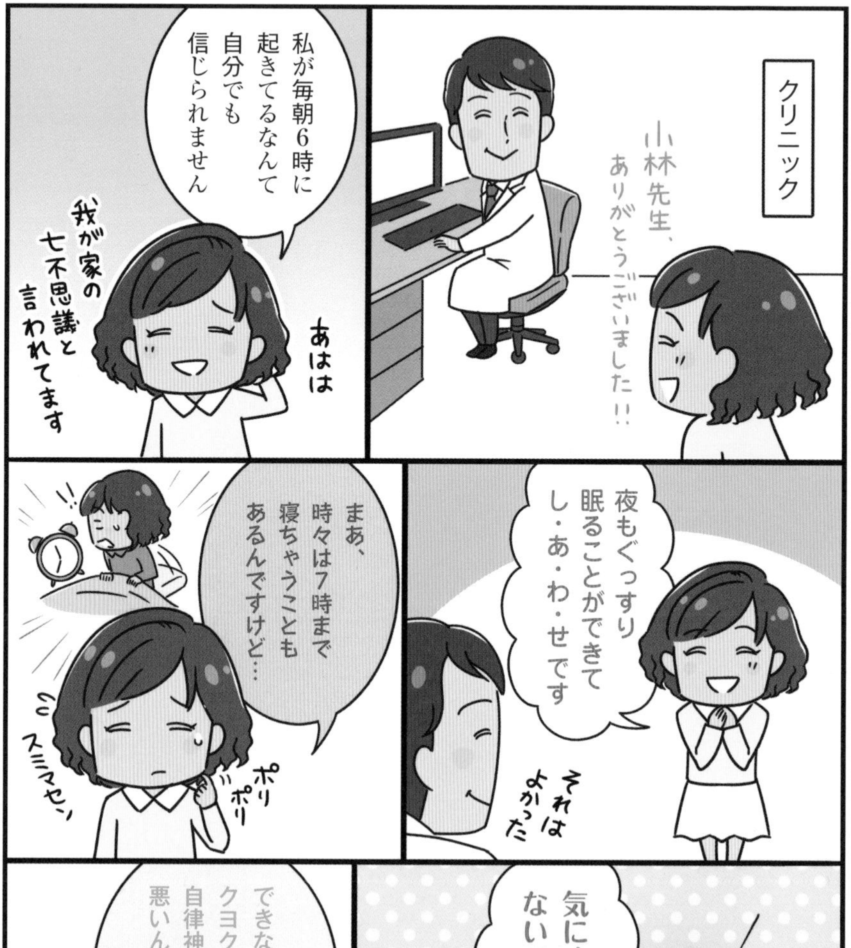
クリニック
小林先生、ありがとうございました!!
私が毎朝6時に起きてるなんて自分でも信じられません
あはは
我が家の七不思議と言われてます
夜もぐっすり眠ることができてし・あ・わ・せです
それはよかった
まあ、時々は7時まで寝ちゃうこともあるんですけど…
ポリポリ
スミマセン
気にすることはないですよ
でも…
イジイジ
できなかったことをクヨクヨすると自律神経に悪いんです

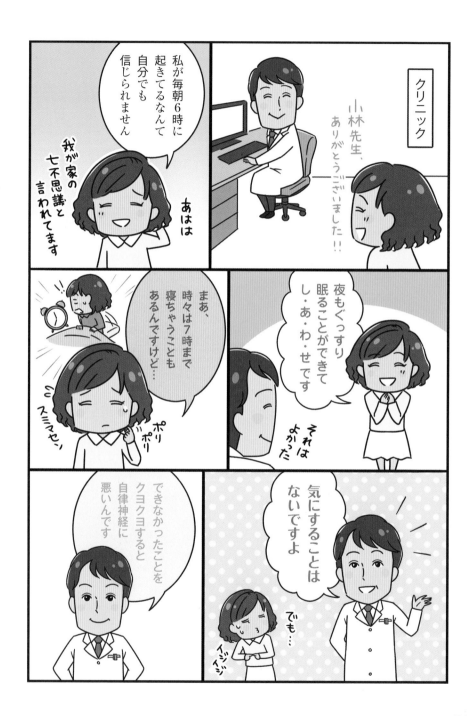

「病は気から」というでしょ
ストレス
自律神経が乱れる
心身が弱る
自律神経が乱れる
負のスパイラル
気にしすぎのストレスは負のスパイラルを生むんです
自律神経の整え方はいろいろあるので
ゴク
ふぅ〜
スーハー
ムリせずできることから始めればいいのです
自分にあった整え方で今日を健康に生きましょう!
はーい

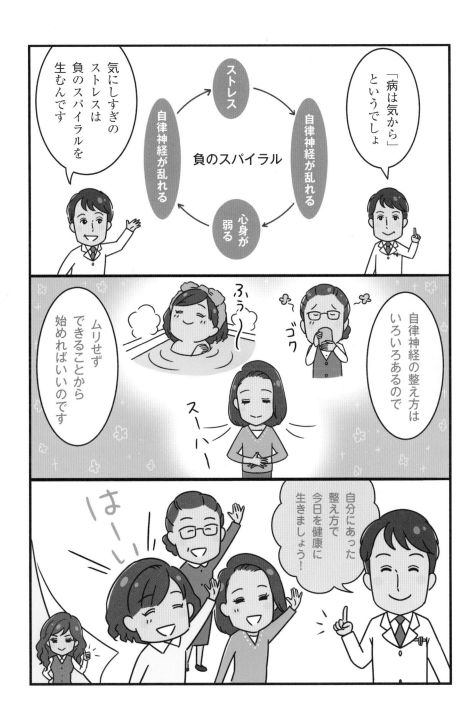

お悩み別さくいん

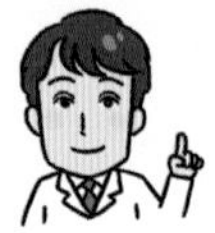

体の不調

心の不調

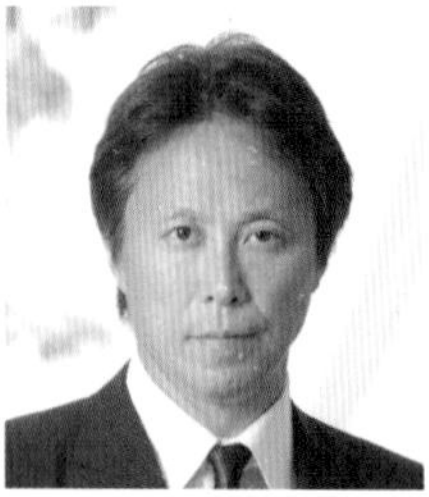

[監修] 小林弘幸（こばやし ひろゆき）

順天堂大学医学部教授・日本スポーツ協会公認スポーツドクター。自律神経研究の第一人者として、著名人のコンディショニング、パフォーマンスの向上に関わるほか、メディアでも活躍。自律神経関連の著作多数。

[参考文献]

自律神経の名医が教える ココロとカラダの疲れとり大全（SBクリエイティブ）／あなたを守る かむリズム（サンマーク出版）／免疫力が10割 腸内環境と自律神経を整えれば病気知らず（プレジデント社）／眠れなくなるほど面白い 図解自律神経の話（日本文芸社）／自律神経を整える「長生き呼吸法」（アスコム）／スゴ伸び（小学館集英社プロダクション）／〈自律神経〉×〈腸〉で10歳若返る！小林式「最強の習慣」35（河出書房新社）／疲れたら動け！（インプレス）／医師が考案 小林式自律神経ストレッチ（学研プラス）／医者が考案した がん・病気をよせつけない最強の一汁一菜（SBクリエイティブ）／「これ」だけ意識すればきれいになる。自律神経美人をつくる126の習慣（幻冬舎文庫）／マンガでわかる自律神経を整える 習慣・運動・メンタル（池田書店）／まんがでわかる自律神経の整え方「ゆっくり・にっこり・楽に」生きる方法（イースト・プレス）

イラスト	ねこまき（にゃんとまた旅）
装丁デザイン	鈴木章（skam）
本文デザイン・DTP	渡辺靖子（リベラル社）
校正	宇野真梨子
編集	鈴木ひろみ（リベラル社）
編集協力	河合ひろみ・秋元薫・川本桂子（エヌツー）
編集人	伊藤光恵（リベラル社）
営業	廣田修（リベラル社）

編集部　山田吉之・安田卓馬

営業部　津村卓・澤順二・津田滋春・青木ちはる・竹本健志・春日井ゆき恵・持丸孝

制作・営業コーディネーター　仲野進

「なんとなく不調」が消える からだにいいこと大百科

2021年5月31日　初版

編　集　リベラル社

発行者　隅田　直樹

発行所　株式会社 リベラル社

〒460-0008　名古屋市中区栄3-7-9　新鏡栄ビル8F

TEL 052-261-9101　FAX 052-261-9134　http://liberalsya.com

発　売　株式会社 星雲社（共同出版社・流通責任出版社）

〒112-0005 東京都文京区水道1-3-30

TEL 03-3868-3275